# Wie Blei,
## auf meinen Flügeln

# Erinnerungsblitze
# aus der
# Mobbinghölle

Für alle Opfer von Mobbing, für alle die sich gegen Mobbing einsetzen - und nicht zuletzt für MICH!

# Inhaltsverzeichnis

Vorwort ..................................................................... 5

Reise in die Vergangenheit ........................................ 7

Die Gewitterfront ...................................................... 9

Der Fratzenmob ...................................................... 12

Schulorchester ........................................................ 18

Orchesterfreizeit ..................................................... 21

Schreiende Ungerechtigkeit (1. /2. Klasse) ............ 24

Im Sport .................................................................. 26

Im Schwimmunterricht ........................................... 28

Eingesperrt (ca. 6. Klasse) ...................................... 31

Eine Klasse- zwei Welten ...................................... 36

Telefonterror (ca. 7. Klasse) ................................... 38

Vorlesen! ................................................................ 41

Rechtschreibung ..................................................... 44

Hilflose Lehrer ....................................................... 46

Feiger Weggenosse ................................................. 50

Der Horror vor dem Schullandheim! ...................... 54

Überraschende Verbündete .................................... 58

Unsichtbarer Begleiter! .......................................... 60

Jetzt erst recht! ....................................................... 63

Zwei Fratzen - vier Gesichter ................................. 66

Blinde Zerstörungswut ........................................... 70

Ein weiterer armer, feiger Weggenosse ................. 73

Mein Glück - ihr Unglück!..................................................76
Ein Hauch von Selbsterkenntnis........................................78
Stumm- schreiende Zeugen..............................................80
Geteiltes Leid- halbes Leid!?..............................................89
Ein kleiner Trost für alle Geächteten................................92
Die letzten Tage.................................................................94
Die Prüfungen....................................................................96
Ein Klick - ein großer Schritt...........................................100
Freunde - zwischen Fratzen............................................112
Purer Spaß!?! (7. Klasse)..................................................115
Mitten drin - zu zweit - allein..........................................117
Durch andere Augen........................................................119
Vom Stadion zurück in die Hölle....................................135
Ein Tag Schullandheim als Mama..................................148
Schachmatt?!...................................................................154
Die Geschichten von anderen Personen........................157
Nur geträumt?!?...............................................................167
Verschwunden.................................................................170
U-Bahn Flashback...........................................................173
Zum Schluss....................................................................177
Am Ziel?..........................................................................182

# Vorwort

**Mobbing!**
Ein Wort, das ich vor 25 Jahren noch nicht kannte. Aber seine Bedeutung habe ich jeden einzelnen Schultag zu spüren bekommen.
Die Definition:
**Mobbing** ist schlicht ein anderes Wort für Psychoterror. Diesem wird ein Mensch gezielt ausgesetzt, um ihn aus einer Gemeinschaft zu ekeln. Er wird ständig seelisch und/ oder körperlich verletzt, schikaniert und gequält. Dazu kommen die Verbreitungen falscher Tatsachen und die soziale Isolation.
Die nüchternen Zahlen:
Als ich das Wort „Mobbing" Anfang 2015 in eine Internetsuchmaschine eingebe, erhalte ich 12.400.000 Treffer in 0,24 Sekunden.
Mobbing am Arbeitsplatz, in der Schule, im Sportverein, im Internet, ...
Dann gebe ich die Wortkombination „Selbstmord wegen Mobbing" ein und stoße auf unzählige, erschütternde Geschichten.
Unfassbar! Ich ahnte zwar, dass ich mit diesem Thema nicht alleine bin, als ich mich vor fast vier Jahren auf diesen langen, schweren aber überlebenswichtigen Weg machte, aber dass es so viele Menschen betrifft, macht mich sprachlos. Gleichzeitig aber scheinen mich all diese „Treffer" anzufeuern, alle Geschichten, Gedanken und Worte, die ich auf dieser Reise aufgesammelt habe, endgültig preiszugeben.
In diesem Buch erzähle ich meine Geschichte. Meine Erinnerungen aus 11 Jahren Schulzeit. Aus 11 Jahren Mobbinghölle.

Hätte ich meine Geschichte nicht aufgeschrieben, hätte ich mich nicht auf diese Reise gemacht, wäre ich heute nicht frei, von der tonnenschweren Last, die Jahrzehnte wie Blei auf meinen Flügeln lag und meine Seele am lebendigen fliegen hinderte.

Aus DatenSchutzgründen, weil es mir hierbei keinesfalls um Rache geht und dich niemanden bloßstellen möchte sind die Namen aller Personen geändert.

Auch die Namen der anderen Menschen, deren Geschichten ich in diesem Buch erzählen werde, sind geändert, weil ich niemanden bloßstellen möchte.

Aber warum möchte ich dieses Buch veröffentlichen?

Ich möchte DIR, TÄTER, klarmachen, was **Mobbing** mit einer Kinderseele anstellt, auch wenn sie längst Erwachsen geworden ist.

Ich möchte, dass DU erkennst, „so ein bisschen mobben" ist kein Spaß, sondern Psychoterror.

Ich möchte, dass DU, MITLÄUFER, verstehst, wie wichtig und richtig es ist, DICH gegen **Mobbing** einzusetzen. Ich möchte, dass DU in solchen Situationen nicht mehr mitläufst oder wegsiehst, sondern aufstehst, DEINE Stimme erhebst und den Schwachen beistehst.

Und Dir, OPFER eines gehässigen Mobb`s, rufe ich zu: Halte durch! Die Hölle geht vorbei! Du bist stärker. Gönne Ihnen nicht den Sieg über Dich und wirf Dein Leben nicht weg! Und sein Dir gewiss, Du bist nicht allein!

# Reise in die Vergangenheit

Endlich sitze ich im Zug. Seit Wochen ersehne ich diesen Moment und freue mich darauf, morgen bei der Geburt meines ersten Neffen dabei zu sein.
Die Pfeife des Schaffners ertönt. Hinter mir krachen die Türen. Ich blicke aus dem Fenster und winke meinen Lieben. Dann verschwinden die vertrauten Gesichter und der Bahnsteig rast mit zunehmender Geschwindigkeit an mir vorbei.
Ich lehne mich zurück. Trotz der Vorfreude auf das neu ankommende Leben quälen mich Erinnerungen aus meiner Vergangenheit.
Endlich kann ich all diese wirren Gedanken, die grässlichen Bilder und die quälenden Gefühle sortieren, die mir seit Wochen den Schlaf stehlen und die ich längst vergessen glaubte.
>Ich muss sie aufschreiben, so wie früher…! < denke ich.
Also krame ich Stift und Schreibbuch aus der Tasche und beginne zu schreiben. Ich suche nach schönen Worten, blumigen Bildern und zierenden Reimen. Versuche mein Kopfchaos schön zu verpacken, wie Weihnachtsgeschenke in glänzendes Papier mit glitzernden Schleifen und goldenen Sternen.
Doch die Zeilen füllen sich nur langsam und jeder Buchstabe quält sich in Zeitlupe aus meinem Gehirn. Irgendwann halte ich inne.
>Nein! Das ist falsch! Das stimmt doch alles nicht! Schöne, blumige Bilder, - Gedichte mit Reimen, Rüschen und Schleifen…? Nein!<
Also eine neue Seite- und noch mal ganz von vorn.
>Vielleicht entsteht ein ganz neues Kapitel in meinem Leben.

Ich beschönige nichts mehr, keine Blumen, kein Glimmer und kein Glitzer! Nur meine Erinnerungen. Meine Geschichte. Die ungeschönte Wahrheit. Offen, ehrlich und schonungslos. <
Aber dann beginne ich doch wieder zu zweifeln: >Wohin wird mich *diese schriftliche* Reise führen? Und schaffe ich es, der schonungslosen Wahrheit ins Gesicht zu blicken? Halte ich es aus, wenn all diese grauen, steifen Schatten meiner Vergangenheit wieder farbig und lebendig werden?
Außerdem- ich will doch gar nicht hinsehen! Ich will das alles vergessen! **Verschwindet doch endlich aus meinem Leben!**<
Doch die andere, stärkere, mutige Stimme in mir ist lauter: >Die Frage ist nicht, was ich will. Ich muss! Ich muss hinsehen, damit sie ihren Schrecken verlieren und ich muss hingehen, damit der Schmerz nachlässt. Nur so kann ich diese Bilder vielleicht irgendwann hinter mir lassen.
Ich muss!
Was daraus wird? Ob es funktioniert?
Ich weiß es nicht! Aber ich muss es versuchen!
Denn die Türen sind längst verschlossen, mein Motor rattert- ich bin bereits unterwegs.

Der Zug wird sein Ziel in gut zwei Stunden erreichen. Wie lange ich für **meine innere Reise** brauche, kann ich nicht ahnen.
Aber ich werde diese Gelegenheit, auf die ich seit Wochen warte, nutzen. Ich kann nicht davon laufen, habe nichts anders zu tun und finde keine Ausrede mehr.
Jetzt beginne ich all diese Bilder genau zu betrachten und aufzuschreiben.

## Die Gewitterfront

Die Erinnerungen, die mich bis heute wütend, traurig und hilflos machen sind wie Blitze am nächtlichen, wolkenlosen Himmel, die in meinen Kopf einschlagen und meinen ganzen Körper durchjagen.
Bei jedem Einschlag reißt es mir die Arme nach oben, und meine Hände ballen sich zu Fäusten.
Mein Magen krampft und dreht sich, aber ich verwehre ihm das Erbrechen.
Ich will davonrennen, aber meine Beine sind gelähmt und meine Füße unter dieser Last mehrfach gebrochen.
Meine Ohren schmerzen vom Lärm des Donners und dem kreischen des Windes der die Regentropfen wie Hagelkörner gegen meine Haut peitscht.
Während sich meine Augen mit Tränen füllen, suche ich verzweifelt den Schlaf - und finde doch keine Ruhe.

Irgendwann kämpfe ich nicht mehr gegen diese, mir nur allzu gut vertraute Schlaflosigkeit. Ja, ich kenne diese Situation: Dieses hin- und her wälzen und die stummen Schreie. Diese Sehnsucht nach dem Morgengrauen, das mir die Erlösung der nächtlichen Qualen verheißt. Gleichzeitig aber die Angst vor dem nächsten Tag, der neues Futter für die kommende schlaflose Nacht bringt.
Vor gut 20 Jahren lag ich so in meinem Kinderzimmer, heute liege ich von meinen Kindern umringt hier im Bett.
Aber warum kommen sie wieder? Warum nach all diesen Jahren? Warum liege ich vom Blitz erschlagen, vom Donner erschüttert und nass bis ins Mark aus heiterem Himmel plötzlich wieder mitten in diesem tosenden Unwetter?

Meine Gedanken stocken:> **Plötzlich? Aus heiterem Himmel?** Stimmt das wirklich?
Ok, ich habe die Wolken am Horizont immer gesehen, dunkle, hässliche Flecken. Aber sie waren doch längst vorbeigezogen und der Sturm hatte sich längst gelegt!
Die Spuren der Verwüstung, die tiefen Narben und die Risse in meinem Fundament. Die Schmerzen, die Tränen und die Hilflosigkeit. Die Trauer und die Wut, ja, all dies kann ich, im hintersten Eck meiner Seele, all die Jahre hindurch immer wieder erblicken.
Wie hätte ich sie auch je vergessen können?! Haben diese Ereignisse mich doch zu der individuellen Person gemacht, die ich heute bin. Mit all meinen Stärken und Schwächen.
Und vielleicht habe ich auch, irgendwo tief in mir drin, geahnt, dass es eines Tages so kommen wird. Dass der Wind sich noch einmal dreht und die schrecklichen Blitze eines Nachts zurückkommen.
Selbst der Zeitpunkt ist bei genauer Betrachtung nicht überraschend.
OK! Ich muss zugeben, ich habe es kommen sehen. Ich habe das Gewitter -mitten in der Nacht - ganz langsam heran rollen sehen.
Aber mit dieser Heftigkeit konnte ich nicht rechnen. <
Da fällt mir auf, ich schreibe schon wieder in (viel zu schönen) Bildern.
>Ich muss genau hinsehen.
Ich muss sie schärfen, belichten und färben, um klar zu sehen. Ich muss die Dinge beim Namen nennen damit die Angst mich nicht auffrisst und ich endlich Ruhe finde. <
Die „Wolken"- sind keine „Wolken". Sie waren meine Schulzeit.
Das Gefühl meiner „durchnässten Haut" ist das Gefühl alleine

im „Regen" zu stehen.
Die „Blitzeinschläge" sind die Erinnerung an 11 Jahre Mobbinghölle.

Warum gerade jetzt der Zeitpunkt ist, an dem mich die Erinnerungen wieder treffen wie Blitzeinschläge?
Nun, in drei Monaten kommt mein großer Sohn in die Schule.
Mir wird schlecht, wenn ich nur daran denke, dass ich nächste Woche zum ersten Elternabend **wieder in die Schule** gehen muss!
Die Information kam vor zwei Wochen mit einem Brief seiner Lehrerin.
„Lieber zukünftiger Erstklässler! ... Ich freu mich schon auf Dich! ...... Hier ist eine Liste mit Dingen, die Du in die Schule mitbringen sollst...
...Am dritten Juliwochenende ist unser Sommerfest, zu dem wir Dich und Deine Familie schon mal ganz herzlich Einladen wollen..."
Dieses Fest ist Morgen. > Und ich fahre davon! Lass ich mein Kind gerade im Stich? Oder ist es besser so, damit er nicht spürt, wie sehr mich sein neuer Lebensabschnitt ins Chaos reißt- falls er das nicht längst schon bemerkt hat...Nein, ich denke, es soll genau so sein. Sein Papa und seine Schwester sind ja dabei, es wir sicher ein schöner Tag für ihn. <
Außerdem habe ich meiner Schwester schon vor der Schwangerschaft Versprochen, ihr bei der Geburt des Kindes beizustehen.

Höchste Zeit also, die Notbremse zu ziehen, mich der Vergangenheit zu stellen und dem Orkan direkt in die Augen zu blicken.
Also schließe ich meine Augen und sehe genau hin...

## Der Fratzenmob

Ich sitze zusammengekauert in einer Ecke auf dem Schulflur.
Dann erkenne ich hässliche Fratzen die mich teuflisch anlächeln.
Ich höre ihr hämisches Geschrei.
Ich spüre, wie ich versuche, mich ganz in mein Innerstes zurückzuziehen. Aber ich entkomme ihren bösartigen Chorgesängen nicht.
Eine Hand greift nach mir, bevor ihr Besitzer seine Stimme erhebt:
„Hier weitergeben!" Dann überschlagen sich die kreischenden Stimmen: „IIIHH –IHRE Schlonze!" „Wäää! Nimm das weg!" „DIE ist so eklig! Hörst du- du bist eklig!" „Du bist so dumm!"„Du bist hässlich!" „Du bist doof!" „Du bist so Scheiße!" „Puh! Puh Puhhhh!" „He Du, hörst du was wir sagen?!"„Ha! schaut mal, jetzt weint SIE gleich!"

Jedes einzelne Wort trifft mich direkt ins Mark und schnürt mir die Kehle zu.
Ich erhebe mich und versuche zu entkommen, wegzulaufen, einfach nur raus aus dieser Hölle!
Ich - alleine, gegen 20, 30 kreischende Fratzen.
„Ja, hau doch ab!" „Ha ha, versuch es doch!" „Du kannst nicht weg!" „ Du kommst hier nicht durch!" „Du entkommst uns nie!!!"

Ich bin umzingelt. Und während mich ihre Worte mit 1000-facher Voltstärke durchfahren, schubsen sie mich von einem zum andern.

Tränen niederkämpfend ziehe ich mich wieder in die Ecke vor dem Klassenzimmer zurück und überlege, wie es so weit kommen konnte?
>*Ich hatte mich vorhin doch extra hier nach oben verdrückt, damit sie mich nicht finden. Ich wollte ein paar Minuten in Ruhe durchatmen. Wollte eine Pause von meinem alltäglichen Krieg hier in der Schule. Eine Pause zwischen all ihren Attacken, diesen Sticheleien während des Unterrichts, diesen winzigen Nadelpiekser! Diesem ständigen Mobbing von hinten, von vorne und von der Seite. So zart geflüstert, dass kein Lehrer es wahrnimmt, sondern nur ich es höre. Ja, das machen sie echt gut. Ihre Quälereien hinterlassen meist keine **sichtbaren** Spuren und somit keine Beweise. Aber sie hinterlassen **unsichtbare** und unbeschreiblich tiefe Wunden auf meiner Kinderseele.*
*Ich dachte, wenn die Religionslehrerin etwas früher kommt, könnte ich schon mal ins Klassenzimmer sitzen und wäre für kurze Zeit erlöst.*
*Weiß der Himmel, wie sie mich entdeckt haben. Womöglich hat mich doch einer hochgehen sehen!?*
*Weiß der Teufel, warum es immer mehr Fratzen werden. Längst sind Kinder aus anderen Klassen dazugekommen. Und alle, alle machen mit.*
*Die verzweifelte Suche nach Schutz trieb mich in diese Sackgasse. Jetzt sitze ich hier wie ein gejagtes Tier in der Falle.*
*Aber wenn mein Körper schon nicht entkommen kann, meine Gedanken fangen sie nicht. Ich mach mich ganz klein und halte ganz still! Der Himmel und alle Engel mögen unerreichbar sein, um mich zu erlösen. Aber es kann nicht mehr lange dauern. Ich halte durch!!!*<
Also spanne ich meine Gedankenflügel und fliege...

Geraume Zeit später merke ich, dass das Geschrei langsam leiser wird.
Das Gedränge löst sich auf. Ich sehe vom Boden auf und erblicke durch meine Tränenwand, wie sich die Menge teilt. Auch die letzten Schreie verstummen. Jetzt sind es die Fratzen, die zu Boden blicken.
Manche scheinen ertappt- andere grinsen verlegen.
Inmitten der Meute erkenne ich erleichtert meine Lehrerin. Aber etwas an ihr ist anders. Ihr sonst so liebevolles, freundliches und sanftmütiges Gesicht starrt die Meute voller Entsetzen, voller Wut und voller Hilflosigkeit an.
Unsere Blicke treffen sich und mir strömt warmes Mitgefühl entgegen. Doch ich kann den Blick nicht halten- ich schäme mich. Die Tränen in ihren Augen machen mir ein schlechtes Gewissen.
>*Wegen mir! Sie hat Tränen in den Augen- WEGEN MIR!* <
Wortlos öffnet sie die Tür. Die Schüler, die nun bei ihr Unterricht haben und ich folgen ihr, während andere Lehrer den restlichen Mob die Treppe hinunter scheuchen.
Im Zimmer herrscht schreiende Stille.
Minuten vergehen.
Irgendwann traue ich mich erneut, die zierliche Frau vor mir anzusehen.
Ihr Körper bebt. Sie ringt um Fassung. Ihre Stimme zittert, als sie das laute Schweigen bricht: „…da hat es vorhin plötzlich heftig am Lehrerzimmer geklopft…Zwei Mädchen aus der Oberstufe standen da und sagten, es muss mal schnell jemand kommen! … Da steht das ganze Treppenhaus voller Schüler aus mehreren Klassen…und die machen alle EINE fertig…! …Was seid ihr für Menschen…Wie könnt ihr nur… alle gegen eine…. Wie soll ich mit euch jetzt **Religion**unterricht machen…Schämt euch! …Geht jetzt und denk darüber nach!"

Keiner lacht mehr! Keiner schreit mehr! Verärgerte Köpfe ziehen beim rausgehen an mir vorbei.
Als ich an meiner Lehrerin vorbei gehe fühle ich mich immer noch schuldig an ihrem Schmerz. Ich kann ihr nicht in die Augen sehen, aber ganz, ganz leise flüstere ich „DANKE!"

Ich lege den Stift aus meiner verkrampften Hand, trockne mein feuchtes Gesicht und gönne mir den nötigen Abstand.
Mein Magen entspannt sich langsam und meine Atmung wird ruhiger.
>Ich hoffe die Lehrerin hat meinen Dank damals gehört?! Mehr noch, ich wünschte, sie könnte das hier lesen. Sie und alle anderen Lehrer/innen. Müssten sie doch erkennen, wie wichtig es ist, dass **SIE** immer für die **Opfer** einstehen. Ich wünschte, auch die beiden namenlosen Mädchen könnten meinen **Dank** an sie lesen. Diese mutigen Engel ohne Gesicht die Alarm geschlagen haben.

Ich wünschte, jedes Kind könnte diese Geschichte lesen und begreifen, dass es in so einer Situation hässliche Fratze oder rettender Engel sein kann.

Ich wünschte, alle feigen Fratzen, die sich täglich zu einem dummen Mob verschmelzen, um sich auf ein am Boden liegendes Opfer zu stürzen, könnten das lesen. Müssten sie dann nicht verstehen, was sie mit solchen Attacken bei einem Menschen, -sogar noch nach über 20 Jahren, - anrichten!?
Ich wünschte, alle Opfer, könnten das lesen. Ich wünschte es würde ihnen helfen, immer wieder neuen Mut zu fassen, solche Orkane durchzustehen und zu erkennen: sie sind nicht allein.... Und manchmal schickt der Himmel eben doch Engel zur Hilfe in der Hölle.

Und dann wünsche ich mir, die Fratzen könnten diese Momente durch meine Augen sehen.
Was würden sie heute wohl dazu sagen?
Würden sie mich immer noch so hassen und fertig machen?
Oder würde es ihnen leid tun und würden sie sich vielleicht sogar entschuldigen?

Während ich das hier schreibe, frage ich mich, warum eigentlich ausgerechnet diese Erinnerung als erste von so vielen in meinem Kopf aufblitzt? <
Noch einmal blicke ich auf diese schreckliche Szenerie zurück. Ich sehe die grell funkelnden Augen der Fratzen und das gebrochene Häufchen Elend.
> Bin ich damals wirklich jemals aufgestanden? Kauere ich jetzt, wenn die Blitze kommen, nicht immer noch genauso auf dem Boden?
Liegt ein Teil von mir nicht vielleicht immer noch dort in der Ecke?
Und wenn das so ist, wird es dann nicht höchste Zeit mich zu erheben, meine gelähmten Flügel zu entstauben und los zu fliegen?!
Aber- kann ich das noch –fliegen…? <
Egal wie heftig der nächste Sturm ist.
Egal wie lange er dauert, ich stelle mich mitten hinein.
Egal, wo ich bin, wenn er einschlägt, im Zug, im Auto, im Urlaub in den Bergen, am Stand mit Blick aufs Meer oder am Pool.
Zu Hause in der Hängematte, im Büro, auf dem Bett oder auf der Couch ich bleibe dran, schaue genau hin und schreibe.
Dann wird sich zeigen, ob sie mich mein ganzes weiteres Leben lähmen, diese Fratzen!

In einer dieser schlaflosen Nächte erinnere ich mich an das Mittel, das mir vor Jahrzehnten schon geholfen hat, diese Blitze, diese Angst und das Donnergrollen zu übertönen. Musik, die in meinen Ohren dröhnt. Also aktiviere ich meinen mp3 Player. Denn ich liebe Musik seit ich denken kann. Sie verleiht meiner Seele Flügel, und die Bilder, die sie malt tragen mich sanft ins Land der Träume. Leider funktioniert das nicht immer, aber die heilende, tröstende und tragende Kraft der Musik ist für mich in den quälend langen Nächten unverzichtbar.

Schon mit drei Jahren habe ich gesagt: „Is will Deide bielen!" (= Ich will Geige spielen!) Warum ich mir ausgerechnet dieses Instrument ausgesucht habe? Ich weiß es nicht genau, aber es scheint mir als könnte die Geige immer dann weiterreden, wenn ich keine Worte mehr finde, immer dann weitersingen, wenn ich keine Stimme mehr habe, und immer das nach außen tragen, was meine Seele fühlt.

Wenige Tage später fasse ich mir ein Herz und hohle meine Geige nach langen Jahren aus der Wohnzimmerecke zurück in mein Leben.

Weil mir dieser Neuanfang nicht ganz leicht fällt, frage ich eines Tages eine Freundin, die ebenfalls Geige spielt, um Rat. Sie kommt vorbei und ich spiele ihr voller Scham ein paar Stücke vor. „Du bist aber doch ganz gut." sagt sie Überrascht. „Du hast gesagt, du kannst nur ein paar Weihnachtslieder! Spiel doch in meinem Orchester mit!"

„Danke! Aber, darüber muss ich erst mal gut nachdenken!" stottere ich überfordert und überlege, was genau mich gerade so Nervös macht.

Als sie weg ist betrachte ich mein Instrument und lass die einschlagenden Blitze in meinen Kopf gewähren…

# Schulorchester

Mit ca. 8. Jahren bekomme ich meine erste Geige. Nach ein paar Jahren Privatunterricht, freue ich mich an diesem Tag der Erinnerung, ins Schulorchester aufgenommen zu werden.
>*Ja, ich will das! Ja, auch wenn mich in der Klasse alle hassen! Wahrscheinlich wird meine Situation dadurch nicht besser, aber schlimmer kann es ja auch nicht werden.* < Ich nehme all das bisschen Mut, was ich in mir finden kann und gehe nach dem Unterricht zum Probenraum. Zögernd klopfe ich an und öffne die Tür.
Unglücklicherweise sitzen die anderen Kinder bereits auf ihre Plätzen. Noch bevor ich den Raum betrete, höre ich das Getuschel, das Gelächter und das Geläster.
„WÄÄÄ, was will DIE denn hier?!!!" „Verschwinde, du hast hier nichts verloren!" „Oh nee, DIE kommt jetzt nicht zu uns ins Orchester oder?" „Wenn DIE ins Orchester kommt- gehe ich!!!" „Ich auch!" „Ja, ich auch!"
„Hi hi, dann gehen wir alle und DIE kann allein hier spielen, ha, ha, ha!"

Wieder fühle ich mich wie vom Blitz getroffen. Aber es ist nicht der Hass gegen mich, der mich schaudern lässt, sondern diese gnadenlose Lieblosigkeit zur Musik und zu diesem Instrument, das mir so viel bedeutet.
>*Jetzt haben sie es geschafft. Sie haben den einen, winzigen, gut beschützten und bislang unversehrten Teil meiner Seele, mein Licht, mein Anker, meine Kraftquelle, meine Hoffnung - meine Musik, mit ihrem Hass beschmutzt und bespuckt. Aber ich lasse mir das nicht verderben!* <

Mit meinem Instrument in der Hand stehe ich vor diesen Fratzen und schaue mich schüchtern um. Der freundliche Lehrer schenkt mir ein aufmunterndes Lächeln und weist mir mit einer Handbewegung den Platz, an dem ich die Geige auspacken kann, während die anderen mit der Probe beginnen.
Als sie fertig sind, will der Lehrer mein gutes Stück stimmen. Schweiß gebadet vor Aufregung möchte ich sie ihm mit zitternden Händen reichen, aber- sie fällt scheppernd zu Boden.
Das schallende Gelächter der anderen höre ich kaum, denn meine Gedanken schreien durcheinander:
> *Na toll- das war's! Die teure Geige- kaputt! Der Traum- zerplatzt! Alles aus! Und die Fratzen haben auch noch gewonnen, denn ohne Geige- kein Orchester!!!*<
Meine Augen füllen sich mit Tränen.
Aber dann erkenne ich, dass mein Lehrer die Geige schon aufgehoben hat, sie genau mustert und zufrieden nickt. Er stimmt das unversehrte Instrument und drückt es mir fest in die Hand.
„Spiel uns was vor", sagt er freundlich.
Also spiele ich! All diesen Widrigkeiten zum Trotz! Ich spiele!
Von diesem Tag an bin ich im Schulorchester.
Für eine der Fratzen ist dies tatsächlich der letzte Tag. Die anderen müssen sich fortan damit abfinden mit mir in einer Stimme zu spielen oder gar neben mir sitzen zu müssen.
Irgendwann erweist mir der Lehrer eine große Ehre. Ich bin für ein paar Wochen die erste Geige.
Doch so groß meine Freude darüber ist, so sehr hassen mich die anderen dafür. Ständig spüre ich ihre eifersüchtigen Mobbingattacken, was mir nun auch noch im Orchester die Konzentration auf das Wesentliche raubt.

Eine besonders gute Gelegenheit mich zu quälen finden sie, als wir wie Vieh zusammengepfercht in einem Kleinbus auf dem Weg zur Orchesterfreizeit sitzen...

## Orchesterfreizeit

Im Schulorchester sind wir Schüler aus mehreren Klassen der Mittel und Oberstufe. Zwar proben die Stufen meist getrennt, aber auf die Orchesterfreizeit fahren wir alle zusammen.
Wir werden auf mehrere kleine Busse verteilt.
Ich steige in den Bus, in dem zum Schluss eben noch der letzte Platz frei ist. Die Fahrt geht eigentlich nicht allzu weit, aber die Zeit kann lang werden, in der Hölle-, eingequetscht zwischen lauter Fratzen aus meiner Klasse.
Denn das ist ein idealer Ort, sein Opfer mit blöden, kleinen, leisen, miesen Sticheleien zu quälen.
>*Gott sei Dank sitze ich am Fenster. So kann ich wenigsten hinausschauen, mich weg träumen und versuchen die Sprüche zu ignorieren, von denen mich jeder einzelne wie ein Blitzschlag trifft.* <
So fliege ich in Gedanken ans Meer, in die Berge, zur Sonne, ….Egal wohin, ich fliege mit der Musik in meinem Herzen davon und überstehe auch diesen Horrortrip.
Genau wie jede einzelne Schulstunde

Im Quartier angekommen will natürlich wieder mal keine aus meiner Klasse mit mir in einem Zimmer sein. Also lande ich bei zwei älteren Mädchen in einem gemütlichen Sechsbettzimmer.
Sie sind sehr nett zu mir. Ich darf sogar in einem der oberen Stockbetten liegen.
Am Abend höre ich sie vor dem Einschlafen vertraut mit einander quatschen. Aber mit mir -plauderte niemand!
Wie jeden Abend beginne ich mich in den Schlaf zu weinen.
Aber diesmal ist es anders. Die beiden hören mich!

Sie unterbrechen ihr Gespräch und sorgen sich um mich. „Was ist los?" fragt mich die eine Besorgt. „Können wir dir helfen?" hakt die andere nach. „ Hast du vielleicht Heimweh?" *„Nein, ich habe kein Heimweh! Es ist nur, die anderen...aus meiner Klasse,...".* Mein Schluchzen wird leiser, und ich schütte ihnen mein Herz aus. Natürlich haben sie längst mitbekommen, dass ich nicht gerade beliebt in meiner Klasse bin, ... „aber dass es so schlimm ist, wussten wir nicht", sagen sie schockiert. „Was haben die nur gegen Dich? ...Also ich mag dich!" „Ich auch!"

Ich höre zwei Stimmen, die mich trösten und mir Mut machen. Ich sehe zwei Seelen, die sich erbarmen. Ich spüre vier Arme die meinen Schmerz aus- und mich fest halten. Wieder einmal sind da zwei Engel, unter all diesen Fratzen. Ein Hoffungsschimmer, ein Lichtblick, ein bisschen Wärme, ein Stück blauer Himmel in dieser kalten, schwarzen Gewitternacht.

Es ist ganz sicher auch diesem einen positiven Bild zu verdanken, dass ich, trotz aller Zweifel nach über 20 Jahren wieder den Mut finde der Einladung meiner Freundin zu folgen und heut erneut in einem Orchester Geige spiele.

Seit meinem Entschluss, all diese niederdrückenden Erinnerungsblitze aufzuschreiben, sind inzwischen Monate vergangen. Mehr und mehr Bilder kommen zurück. Die Konturen werden deutlicher und die Geschehnisse detaillierter. Ich erinnere zeitliche Abläufe, Namen und Gesichter. Die einzelnen Szenen ziehen sich von der ersten bis in die letzte Klasse durch. Doch mein Schmerz, mein unstillbarer Durst nach Anerkennung dieser Ungerechtigkeiten, mein Unverständnis für das Wegsehen, die Unfähigkeit der Lehrer und die unausweichliche Frage nach dem "WARUM- WARUM ICH- WARUM ÜBERHAUPT " wird immer größer und treibt mich weiter an, zu schreiben.

„Mama, meine Puppe ist verletzt! Kannst du sie verarzten?" reißt mich eines Tage die süße Stimme meiner Tochter aus diesen tristen Gedanken."

„Na klar kann ich das! Lass mal sehen…" sage ich, streichle meiner Tochter tröstend über den Kopf und betrachte das halb abhängende Plastikbein am Stoffkörper. „Hm, das wird nicht ganz einfach, aber mir wird schon was einfallen. Ich hatte früher auch so eine Puppe, weißt du." Während ich diese Worte sage läuft mir ein eisiger Schauer über den Rücken und schleudert mich wieder einmal zurück in die Vergangenheit…

# Schreiende Ungerechtigkeit (1. /2. Klasse)

Ich, zwei Jungs und der Lehrer stehen vor der Klasse. Gestern haben die beiden meiner Puppe einen Arm ausgerissen.
>*Meine geliebte Babypuppe! Die haben sie zerstört! Alle haben zugesehen. Alle haben gelacht! Keiner hat mir geholfen!* <
„Was können die beiden jetzt tun?" fragt der Lehrer die Klasse.
Die Fratzen schweigen!
„Was sollen die beiden jetzt machen?" fragt er mich.
Aus meinen zusammengepressten Lippen flüstere ich das einzig Gerechte:
*„Sie sollen mir eine Neue kaufen!"*
Die Gesichter der beiden Jungs erstarrten wie Tierkadaver im Kühlhaus.
„Hohoho…! …Öööh…neeeeiiiiin, also **das** können sie natürlich nicht!", erlöst der Lehrer sie sofort. „Die kostet ja viel zu viel Geld! Fällt dir noch etwas anderes ein?"
Meine Stimme wird mutiger und meine Überzeugung größer:
*„NEIN! Die beiden haben sie doch kaputt gemacht, also müssen **sie** mir einen neue kaufen!"*
Die Verzweiflung des Lehrers wird größer und sein Ton härter:
„Kind, die kaufen dir keine neue Puppe!"
Der Boden unter meinen Füßen bebt. Mir ist heiß- mir ist kalt. Ein Raum voller Fratzen, ich stehe mitten drin- und bin vollkommen allein.
>*Ich will hier weg!* < denke ich flehend.
Endlose Sekunden vergehen.

„Jungs...! ...Ihr entschuldigt euch jetzt... Na los, gebt ihr die Hand und entschuldigt euch."
Widerwillig und vollkommen ohne Schuldbewusstsein kommen die beiden der Aufforderung nach.
Dann gehen sie kichernd auf ihre Plätze.

Wieder einmal sind die Täter ohne Konsequenzen davon gekommen.
Wieder einmal bin ich vor allen gedemütigt.
Wieder einmal habe ich Tränen in den Augen.
Wieder einmal setze ich mich geschockt, verstummt und hilflos auf meinen Platz.
>*Natürlich, eine neue Puppe ist teuer. Aber die Eltern der beiden haben genug Geld.*
*Doch statt die beiden in ihre Grenzen zu weisen, sie Konsequenzen spüren zu lassen und sie für ihre Tat bezahlen zu lassen,-bezahle ich!*<

Jeden Tag und jede Nacht – 11 Jahre lang bezahle ich.
Heute noch bezahle ich bei jedem „Blitz", bei jedem „Donner", bei jedem einzelnen „Hagelkorn", das mich trifft, für diese ignorante Hilflosigkeit.
Denn diese lähmende Erfahrung ist die Grundlage, für den Psychoterror meiner gesamten Schulzeit.
All diese Bilder versetzen mich noch heute in Schockstarre.
In genau so eine Schockstarre bin ich damals auch regelmäßig im Sportunterricht gefallen...

## Im Sport

Ich stehe in der Schlange. Bockspringen! Für kleine Menschen wie mich, ist das schon schwierig genug. Aber meine Situation macht diese Übung zu einer unüberwindbaren Hürde... Ich höre die giftigen Stimmen hinter meinem Rücken zischeln: "Hi hi hi! Guck mal! Gleich kommt DIE!"
„Ach das schafft dieses dummes Ding ja eh nicht!"
Ich versuche die giftigen Pfeile zu ignorieren, obwohl sie mich längst durchbohren. Als ich an der Reihe bin spreche ich mir selbst Mut zu:
>*Reiß` Dich zusammen! Lass Dir nichts anmerken, renne einfach los und...also vielleicht... schaffst...*<
„... Schaut mal alle her, jetzt wird's lustig! HAHAHA..." kracht es donnernd in meine Gedanken.
Ich nehme Anlauf, renne los, werde schneller und schneller,..., aber ... das Gelächter wird lauter und lauter. Mein Mut wird wieder kleiner, meine Schritte langsamer, ich setzte zum Sprung an und – scheitere.
Durch die grölenden Fratzen bahne ich mir den Weg zurück ans Ende der Schlange.
„Haben wir doch gleich gesagt, du schaffst das nie!"
Um mich dieser Demütigung nicht allzu oft in einer Stunde auszusetzen, lasse ich andere Mitschüler immer wieder vor mich, bis der Unterricht zu Ende ist.

Aber in anderen Situationen im Sportunterricht, kann ich mich leider nicht so leicht verstecken...

Ich sehe die unzähligen Male, als einer nach dem anderen beim Mannschaftssport ausgewählt wird. Zum Schluss sind nur noch zwei übrig.

„Komm, wir nehmen DEN, der ist zwar auch unsportlich, aber immerhin nicht *so* DOOF, wie DIE!" Tuschelt die eine Mannschaft.
„Oh nee! Dann ist DIE ja bei uns! Da haben wir ja jetzt schon verloren...!" protestiert darauf resigniert die andere. ...„Dann komm halt her, du dummes Ding, stell dich da hin und versau uns nicht alles...!"
Natürlich versage ich genauso regelmäßig, wie sich dieses Szenario wiederholt. Wie soll man bei so viel Teamgeist auch gewinnen?

Die beiden Bilder scheinen vielleicht harmlos, aber ihre erniedrigende Wirkung spüre ich noch heute. So sehr, dass ich mich Jahrzehnte lang für vollkommen unsportlich hielt und dieser verhassten Tätigkeit ganz aus dem Weg ging.
Irgendwann siegte zwar meine Zuneigung und ich begann zum Beispiel wieder mit dem Radfahren und mit dem Schwimmen, aber dieses
„Das kannst du eh nicht!" ließ mich nie ganz los.
Vor allem aber die Erinnerung an den nächsten Blitz schwimmt wie ein Stück Treibholz all die Zeit vor meinem inneren Auge mit.
Ich wehre mich dagegen, will nicht hin sehen und will nur vergessen. Aber seit einer heftigen Nackenentzündung im Alter von 32 Jahren, die ich mir beim Schwimmen zugezogen habe, weil ich über eine Stunde den Hals immer stur aus dem Wasser gehalten habe und nach genauem Anschauen des folgenden Bildes habe ich den Mut gefunden, mich diesem Trauma zu stellen.
Dem Bild, das mir im wahrsten Sinne des Wortes den Atem nimmt...

## Im Schwimmunterricht

Ich stehe in der schuleigenen Schwimmhalle vor dem Becken. Ein Schüler nach dem anderen springt hinein und schwimmt seine Bahnen.
Ich habe Angst. Nicht vor dem Schwimmen. Ich bin zwar nicht besonders schnell, aber ich kann es, und es macht mir Spaß. Ich habe Angst vor dem Geflüster, das in meinen Ohren dröhnt:
„Hey DU, gleich tauche ich dich unter!" flüstert die Fratze hinter mir. „Ah ja, genieße deinen letzten Atemzug. Gleich bist du nämlich tot!" fällt eine Andere ein. „IIIHH! DIE willst du anfassen?!", mischt sich eine dritte ein.
„Ist doch gut, dann sind wir sie wenigsten los!" „Nun ja, muss ich mir hinterher halt die Hände desinfizieren!" Inzwischen stehe ich am Startblock und sehe zu meinem Lehrer.
„Spring!"sagt er.
Wieder einmal, wie so oft in solchen Situationen, beruhige ich mich selbst: >*Der Lehrer ist doch da! Wenn der Idiot hinter dir wirklich ernst macht, wird der Fisch hier rein springen und dich retten! Er muss doch schließlich aufpassen!* <
Ich springe. Ich schwimme die Bahn zu Ende und wende. Ich bin fast am rettenden Rand angekommen, da spüre ich eine Hand auf meinen Schultern.
Ich versuche Luft zu holen, aber mein Mund füllt sich mit Wasser. Ich versuche meinen Kopf zu heben, aber die blaue Kachelwelt, in der sich das Licht tausendfach bricht, gibt mich nicht frei. Ich versuche, mit Armen und Beinen irgendwie von der Stelle zu kommen, aber ich habe keine Chance...
>*Das war`s! Jetzt ist endgültig Schluss! Er macht seine Drohung wahr! Der lässt nicht mehr los! Ich sterbe! Tschüss*

*schöne Welt! Tschüss, alle die mich lieben! Hallo lieber Gott-ich komme!* <
Die Welt um mich wird langsam schwarz.
Plötzlich spüre ich den Druck auf meinen Schultern nicht mehr. Mein Körper schiebt sich mit letztem Willen, mit letzter Kraft noch einmal nach oben.
Da stößt meine Hand an etwas Hartes - den Beckenrand. Ich kralle mich fest und ziehe mich nach oben. Der gedämpfte Lärm wird lauter und ich schnappe nach Luft. Ich huste bis ich mich fast übergeben muss und kämpfe mich während dessen aus dem Becken.
„*Du spinnst wohl! Du hast sie ja wohl nicht mehr alle! Du hast mich gerade fast umgebracht!*"
Ich schreie, ich zittere, ich tobe herum wie ein wildes Tier.
„Was ist denn nun schon wieder los? Warum schreist du hier so rum?" fragt mich der Lehrer genervt.
„*Der hat mich gerade untergetaucht!*" stammle ich, noch immer vollkommen neben mir.
Die Fratze hinter mir steigt seelenruhig und schulterzuckend aus dem Becken. „Ich habe doch gar nichts gemacht. Wenn du nicht schwimmen kannst und fast untergehst, kann ich doch nichts dafür!"
Der Lehrer dirigiert uns auseinander.
„Hört auf jetzt! Du gehst zu den anderen und machst weiter. Und du setzt dich erst mal da hin und erholst dich."
Ich schleppe mich auf eine Bank und setze mich.
>*Von wegen ....der passt schon auf...!* <
Wieder dringt das Flüstern wie ein Donnerschlag an mein Ohr.
„Hi hi, du hast DIE also wirklich untergetaucht?"
„Wie cool!"
„Ja! Aber ich dachte mir, wenn DIE tot ist, ist es ja langweilig. Wen sollten wir denn dann ärgern..! "

Jahrzehnte lang kämpfe ich gegen diese Angst. Ich schaffe es nicht, meinen Kopf beim Schwimmen unter Wasser zu bekommen.
Und wehe einem meiner Freunde fällt es ein, mich „zum Spaß" mal unterzutauchen…!
Während der Genesung meiner Magenschleimhautentzündung fasse ich den Entschluss: >Ich muss, ich will all diese Angst und alle die anderen lähmenden Erinnerungen, mir zuliebe, überwinden. Damit dieser Horror mein Leben heute endlich nicht mehr beherrscht. <
Also kaufe ich mir eine Schwimmbrille und beginne zu üben. Immer wieder tauche ich meinen Kopf unter Wasser. Erst nur ein, zwei Mal pro Bahn, ganz kurz. Dann immer öfter, immer mehr.
Wenn ich heute einmal pro Woche meine 50 Bahnen drehe (sofern Zeit und Gesundheit es zulassen) und zwischendurch zum Luft holen meinen Kopf aus dem Wasser hebe, schwimmt die Erinnerung an diese Panik noch immer mit. Aber wenn ich meinen Kopf wieder ins Wasser tauche weiß ich, dass ich stärker bin, als diese Angst, diese Schatten und diese grausame Erinnerung.
Dann bin ich froh und stolz, dass es diesen Fratzen nicht gelungen ist, mir eins meiner liebsten Hobbys für immer zu zerstören.


Dieser Erinnerung an Panik und regelrechter Todesangst schließt sich ein weiterer Blitz an. Eine weitere Situation, in der ich glaubte, meine letzte Stunde hat geschlagen…

## Eingesperrt (ca. 6. Klasse)

Ich bin mit zwei Mädchen nach dem Sportunterricht in der Umkleide. Wir mussten unten in der Halle noch die Geräte aufräumen, deshalb sind wir spät dran.
*„Misst, ich muss auch noch auf' s Klo..."* murmele ich vor mich hin.
Die beiden tuscheln miteinander. Dann wenden sie sich zu mir:
„Du, dann geh doch hier. Auf dem Weg zum Klassenzimmer kommen wir ja an keinem mehr vorbei", sagt die eine. Die andere fügt hinzu:
„Gute Idee, aber, kannst du dich bitte beeilen, ich muss nämlich auch gleich noch...".
>*Warum sind die so freundlich zu mir? Da stimmt doch etwas nicht?* <
„Na klar",- antworte ich ihnen ungläubig. *„Für wie blöd haltet ihr mich eigentlich. Ich gehe jetzt da rein und ihr sperrt mich ein! ...Das hättet ihr wohl gerne!"*
„Nein! WIR sind doch gar nicht so zu dir, wie die anderen. WIR finden dich doch nett!"
„Komm schon wann haben wir dir schon mal was getan?!"
>*Wie Schoko süß ihre Stimmen doch klingen. Und ihre Gesichter lächeln so freundlich....Und es stimmt, die beiden halten sich ziemlich zurück, wenn andere mich fertig machen...Manchmal sind sie sogar echt freundlich zu mir, wenn es keiner sieht...*
*Aber ich werde das Gefühl nicht los, dass...* <
„Wie sollten wir das auch machen? Wir könnten die Türe natürlich zuhalten, aber wir müssen doch auch in den

Unterricht!" unterbricht eine der Fratzen erneut meine Gedanken.

>Das ist wahr! Die beiden können hier ja nicht Stunden lang stehen und die Tür zu halten. Außerdem muss ich...!<

Also gehe ich in den Toilettenraum und verschließe die Tür. Dann höre ich wieder dieses säuselnde Geflüster, ein Kratzen auf der anderen Seite der Tür und teuflisches Gelächter.
„He, was ist los, was macht ihr?"
Die Stimmen sind aber weiter entfernt als sie antworten:
„Nichts!"
„Wir ziehen uns um, was sonst."
...Bist du bald mal fertig? ...Ich muss auch noch!"
Das ungute Gefühl in mir wächst, und ich bin froh, diesen Raum gleich wieder verlassen zu können
„Ja ich komme gleich!"
Ich betätige die Spülung, öffne die Verriegelung und greife nach der Klinke.
Aber sie lässt sich nicht herunterdrücken. Ich versuche es immer wieder, aber die Tür lässt sich nicht mehr öffnen.
„Hey! Ich bekomme die Tür nicht mehr auf! Was habt ihr gemacht? Lasst mich hier raus!"
„HA... HA... HA ... HA ...HA... Ha... ha!"
Das Gelächter wird immer leiser. Ich höre einen Knall, dann herrscht Stille.
>Das war die Tür von der Umkleide nach draußen...Sie sind weg, abgehauen, ich bin ganz alleine hier- eingeschlossen. <

Anfangs versuche ich ruhig zu bleiben.
>Das bringen die nicht! Sie holen mich wieder raus! DAS können die doch nicht **wirklich** machen.
DAS geht doch echt zu weit! <

Ich warte und warte, aber es kommt niemand. Dann höre ich ganz dumpf und leise die Schulglocke läuten.
Und mit einem Mal ist sie da, die nackte Panik.
>*DIE holen mich hier nicht mehr raus!*
*ALLEINE komm ich auch nicht raus!*
*Ich komm hier GAR NICHT raus!*
*Und dann?*
*Irgendwann- heute Nachmittag wird sich Mama fragen, wo ich bleibe- warum ich nicht nach Hause komme?! Sie wird Angst bekommen, wird Himmel und Hölle in Bewegung setzen, um mich zu finden, während ihr persönlicher Alptraum Realität wird!*
*Sicher werden sie mich auch in der Schule suchen- aber HIER- auf dem Klo der Umkleidekabine?*
*Da kommt doch keiner drauf! Nein! Hier findet mich keiner so schnell!*
*Frühestens, wenn die nächste Klasse in dieser Sporthalle Unterricht hat.*
*Aber heute ist Freitag! Vor Montag kommt hier garantiert keiner mehr her...!* <
Ich betrachte diese Tür genau. Sie geht von der Zimmerdecke bis zum Boden. Es gibt also keinen Spalt, wie bei vielen andere Türen auf Toiletten. Ich kann mich weder unten durchquetschen noch oben drüber klettern.
>*Mir wird die Luft aus gehen!*
*Ich werde ersticken!!!* <
Dann nehme ich meine ganze Wut, meine ganze Panik zusammen und schreie! Ich schreie und trommele gegen diese Tür.
Ich trommele und schreie um mein Leben.

Ich weiß nicht wie viele Minuten diese Ewigkeit dauert.

Irgendwann vernehme ich durch mein schrilles Schreien und meinen donnernden Krach eine Stimme.
„Hallo?
Was ist denn hier los?
Wer schreit denn da so rum?...
Wo bist du denn?
Was ist denn das?..."
Dann höre ich wieder das Kratzen an der Tür, die sich nun mit einem mal öffnet.
Tränen überströmt und zitternd wie ein Schmetterling am Nordpol falle ich der Sportlehrerin in die Arme. Sie war >zufällig< noch unten in der Turnhalle und hat meinen Krach auf dem Weg in *ihre* Umkleide gehört.
Sie schleppt mich zur Bank.
Nur langsam bekomme ich meine Atmung wieder unter Kontrolle.
„Was ist denn nur passier?" fragt sie verstört.
*„Die haben mich eingeschlossen!*
*Ich dachte, hier findet mich keiner mehr!*
*Zumindest nicht lebendig!"*, schreie ich stotternd.

Ich blicke zur Toilettentür.
Nun erst sehe ich den großen Besen davor auf dem Boden liegen und verstehe...
*>Den Besen, sie habe den Besen von unten so gegen die Klinke gedrückt, dass ich die Tür nicht öffnen konnte!...<*

Während ich noch eine Zeit lang mit der Lehrerin auf der Bank kauere frage ich mich, ob dieses Verhalten der beiden Mädchen denn nun endlich mal Konsequenzen haben wird.

Ob die Fratzen dafür zur Rechenschaft gezogen wurden?
Vermutlich nicht.
Aber bei dieser Überlegung kommt mir die Erinnerung an den verzweifelten Versuch eines Lehrers ein klärendes Gespräch zwischen der Klasse und mir einzuleiten.
Ein Blitz, der mich zu einer ganz neuen Erkenntnis führt...

## Eine Klasse- zwei Welten

Die ganze Klasse sitzt vor dem Eurhythmie Unterricht auf den Bänken am Rand des Saales. Ich sitze am Rand der letzten Bank.
Der Lehrer wippt nervös vom einen auf das andere Bein, statt mit dem Unterricht zu beginnen.
„Also nach dem Vorfall vor ein paar Woche wollte ich euch mal fragen, wie versteht ihr euch denn gerade? Geht es besser mit den Mitschülern, die ihr sonst so ärgert?" sagt er schließlich mit unsicherer Stimme.
Peinliches Schweigen erfüllt den Raum und mir laufen tausend Ameisen über den Rücken.
>*Na danke! Damit haben sie den nächsten Grund, auf mir rumzuhacken!* < denke ich resigniert.
Dann ergreift der große hagere Alex das Wort: „Also ich finde schon! Oder, in letzter Zeit haben wir dich doch in Ruhe gelassen?" fügte er hinzu und schaut sich suchend nach mir um. Mein starrer Blick löst sich vom Boden und ich sehe ihm direkt in die Augen.
Ich kann meine äußere Reaktion nicht erinnern. Bleibe ich stumm? Oder schüttle ich leise den Kopf und werfe die Wahrheit in diesen leeren Raum?
Ich kann meine Reaktion nicht sehen, denn ich erkenne, was mein Herz in seinen Augen sieht. In seinen Augen spiegelt sich SEINE Wahrheit.
>*ER meint das was er sagt! In SEINER Wahrnehmung ist alles super.* <
In meiner natürlich nicht.
>*In welcher Klasse sitzt der jeden Morgen?*
*Zu welcher Schule geht der jeden Morgen?*

*In welcher Welt lebt der jeden Morgen, während ich in der Hölle bin?* <
Diese Fragen reißen mir einen unsichtbaren Schleier von den Augen, denn ich beginne die Antwort zu erkennen:
>*In **seiner**! Er lebt in **seiner** Welt!* <


Dieses erste Aufkeimen einer klaren Erkenntnis wird Jahre später zur sicheren Gewissheit und diese Gewissheit wird *ein* Motor, meiner schriftlichen Reise.
(Auch wenn ich auf diesem Weg plötzlich wieder erkennen werde, dass Alex Welt auch nicht immer so rosig gewesen sein kann.)
Diese Gewissheit ist ein Antrieb, allen Hindernissen zu trotzen, hinzusehen und zu schreiben. Ein Anstoß, auch folgendem Blitz direkt in die Augen zu sehen, der mehr ist, als nur „harmloser Kinderkram".
Eine Erinnerung, der ich mir wirklich nicht mehr bewusst war.
Bis mich mein Sohn eines Tages nach einem Telefonat fragt: „Mama, warum meldest du dich, wenn das Telefon klingelt denn nicht mit deinem Namen?" ...

## Telefonterror (ca. 7. Klasse)

Meine Schwester und ich sitzen an jenem ganz normalen Nachmittag an den Hausaufgaben. Im Nebenzimmer klingelt das Telefon.
„Da will dich ein Mädchen aus deiner Klasse sprechen" sagt meine Mutter und reicht mir den Hörer.
„Hallo?!" sage ich freudig überrascht.
Aber es folgen minutenlange Lügen, Beleidigungen und Demütigungen von zwei süßlich bösen Mädchenstimmen. Anders als in der Schule kann ich ihnen dieses Mal jedoch entkommen:
Ich lege einfach auf.
Beim zweiten und dritten Anruf gehe ich noch dran. Ich hoffe, sie entschuldigen sich und stehen zu ihren Lügen. Stattdessen werden sie immer dreister. In den folgenden Stunden bis zum Abendessen klingelt unser Apparat dutzende Male.
„Das ist ja jetzt schon Telefonterror!" schimpft meine Schwester genervt, die noch immer mit ihren Hausaufgaben kämpft.
„Beim nächsten Mal nehme ich Papas Fußball-Pfeife und puste so stark rein, das ihnen die Ohren abfallen! Vielleicht hören sie dann auf!"
Aber der schrille Ton hilft nichts.
Nein, sie hören nicht auf.
Sie hören auch nicht auf, als meine Mutter sich mit „Flughafendirektion" oder „Polizeistation" meldet. Sie hören nicht auf, als sie sich nur noch mit „Ja bitte" oder mit „Wer ist da" meldet.
Sie hören auch nicht auf, als wir es einfach nur noch klingeln lassen (ohne uns sicher sein zu können, ob nicht doch jemand

anderes anruft, da die Telefone damals noch keine Nummernerkennung hatten).
Ich sehe die entnervten Gesichter meiner Mutter und meiner Schwester während dieses stundenlangen Terrors. Ich spüre die angespannte Stimmung und mein schlechtes Gewissen.
>*Wieder geplagte Gesichter wegen mir.* <

Ein paar Tage später begegnet mir die Mutter eines der beiden Mädchen.
Zuerst zögere ich etwas, aber dann folge ich meinem inneren Drang und gehe auf sie zu: „ *.....die haben Stunden lang immer wieder bei uns angerufen...*", beginne ich schüchtern.
„Ja und?!" erwidert sie gleichgültig.
„*Aber das war...*" „*...Ach Mädels, lasst mich doch mit diesen Kindereien in Ruhe. Macht das bitte unter euch aus!*", fällt mir diese seelenlose Hülle ins Wort.
Ihre Tochter steht daneben und grinst mich an wie eine Schlange ihr erbeutetes Kaninchen.


Manchmal bin ich versucht, der Mutter recht zu geben und diese Geschichte, dieses kleine Bild als harmlose Kinderei lächelnd bei Seite zu schieben. Doch dann wird mir bewusst, dass ich auch diesem scheinbar harmlosen, kleinen, grellen Blitzen ein unheilbares Branding auf meine Seele zu verdanken habe:
Seit diesem Tag melde ich mich am Telefon nur noch mit „Ja - hallo?!".

Auch wenn ich über den Zusammenhang dieser Angewohnheit und des Terrornachmittags manchmal lächeln kann - ist sie

doch eher praktisch als hinderlich - bleibt eine Narbe auf meiner Seele!
Der nächste Blitz prägt meinen Alltag ebenfalls bis heute, macht mir mein Leben aber ein kleines Stück schwerer. Obwohl ich ihn ständig verdränge ist er immer da, treibt mir die Schamesröte ins Gesicht und lässt mich stotternd in folgende Szene und ins Bodenlose zurück fallen...

# Vorlesen!

Ich sitze eingezwängt im Klassenzimmer am Tisch.
Die Fratzen hocken rechts und links, hinter und vor mir.
Immer wieder hallt eine neue Stimme durch den Raum.
Langsam, ganz langsam kommt sie näher, die Angst, die Bedrohung, die Blamage!
Ich versuche mein Herzrasen zu ignorieren, aber es wird immer stärker.
>*Gleich bin **ich** dran! Gleich muss **ich** vorlesen! Es kommen nur noch drei vor mir. Ok, jeder von denen liest einen Absatz. Ich lese einfach schon mal still vor mich hin, was ich gleich laut lesen muss!* <
Meine Augen bahnen sich den Weg die Seite nach unten und ich versuche die Buchstaben zu entziffern, aber diese Tanzen bereits vergnügt Tango.
>*Reiß Dich zusammen! Der erste Satz ist ganz kurz... Na also, geht doch! Weiter so,....* <
Mühsam versuche ich die Buchstaben zum Stillstand zu bewegen und kämpfe mich Wort für Wort durch. Plötzlich bemerke ich die Stille um mich.
„He, DU bist dran!" flüstert die Stimme neben mir.
„*WAS!- Äh, ja natürlich.....* "
Ich schüttle mich kurz durch, lege den Finger an die Stelle, die ich zu lesen habe und versuche die erneut tanzenden Buchstaben zu sortieren.
„Das war ja klar!"seufzt es von hinten in meinem Rücken.
„Ja, hi hi! Die kann ja nicht mal lesen...." zischt eine andere Fratze.
„Typisch, so dumm echt! Du kannst ja gar nichts!" donnert es weiter in mein Ohr.

Ich quäle mich langsam durch ein, zwei, vielleicht drei Sätze. Dann hebt der Lehrer die Hand: „Danke, das reicht! Der Nächste bitte."

Diese Erinnerung aufzuschreiben und somit nochmals zu durchleben ist eine Qual. Ich unterbreche meine Arbeit.
Mein Puls rast, mein Bauch grummelt und mein Herz schlägt bis zum Hals. Durchatmen!
Dann quäle ich mich weiter. Ich quäle mich weiter, weil ich beim Vorlesen vor mehreren Menschen heute noch eine zitternde Stimme bekomme und die Buchstaben den Tango noch immer lieben.
Manchmal nehme ich mir die Freiheit zu sagen: *"Ich möchte nicht lesen, mach du weiter."*
In anderen Momenten ist mir dieser Satz allerdings zu peinlich:
>Ich kann doch nicht kneifen! Sonst halten die mich doch alle für bescheuert!
Außerdem bin ich nicht mehr in der Schule. Hier brauche ich doch keine Angst mehr zu haben. Und ich will nicht, dass diese Fratzen mein Handeln heute noch kontrollieren. <
Dann kämpfe ich mich durch- durch diesen Tango.

Zwei Begebenheiten verschaffen mir allerdings etwas Erleichterung.
Zum einen der Moment, als ich mein Vorpraktikum im Kindergarten absolviere. Plötzlich stehen zwei liebe, süße Mädchen mit einem Buch vor mir.
„Liest du uns das vor?"
Wie könnte ich „nein" sagen! Und warum auch? Es gibt keinen Grund, keine Bedrohung! Es gibt nur böse

Erinnerungen und eine langsam in mir hochkriechende Angst. Aber soll diese mein ganzes Leben bestimmen? NEIN! NEIN! NEIN! Und noch mal NEIN! Also setze ich mich mit den beiden auf' s Sofa und lese! Langsam, leise und in meinem ganz eigenen Rhythmus.
Als ich fertig bin, bemerke ich, dass sich noch andere Kinder dazugesetzt haben. „Schöööm!" „Liest du uns noch eins!" „Au ja, und danach das hier…" „Und dann mein Lieblingsbuch! … " quasselt die Bande durcheinander.
An diesem Tag kommt mir so viel Liebe entgegen, dass ich ganz ruhig, ganz entspannt und ohne Tango lese.
Zum anderen der Tag, als ich mit ein paar Freunden in einer Runde sitze. Wir wollen gemeinsam einen Text lesen. Ich überlege gerade noch, ob ich mich schone oder doch in den Reigen springe, da höre ich jemand anderen sagen: "Ich lese nicht gerne Laut vor. Lasst mich bitte einfach aus!"
>Es gibt also noch mehr Menschen, die nicht gerne laut vorlesen!
Warum auch immer, sie mögen es nicht und sie sagen es einfach, wie es ist!
Und keiner verurteilt sie dafür.
Warum also sollten sie **mich** dafür verurteilen? <

Unter den vielen, miesen, kleinen Attacken während des Unterrichts leidet aber bis heute nicht nur mein Lesefluss, sondern auch meine Rechtschreibung. Meine Aufsätze mögen inhaltlich noch so gelungen sein, die unzähligen Fehler machen eine gute Beurteilung allerdings unmöglich. Zumindest fast immer, denn als ich diese Zeilen schreibe leuchtet zur Abwechslung mal ein Blitz in meinem Kopf auf, der schreit: >Nein, halt! Da gab es tatsächlich eine winzige, positive Ausnahme …

# Rechtschreibung

Nervös sitze ich auf meinem Platz im Klassenzimmer und betrachte den Heftstapel auf dem Lehrertisch.
>*Misst! Er hat die Diktate schon korrigiert!* < denke ich und ahne nichts Gutes.
Der Lehrer greift nach dem Stapel.
„Die Besten Teile ich wie immer als erstes aus! ... Katharina ... komm und hole dir dein Heft." sagt er freundlich.
>*Hä Mich?* < denke ich und wanke ungläubig zu ihm.
„Sehr gut! Du hast das diesmal wirklich sehr gut gemacht!"
Ich schlage mein Heft auf. Die vielen roten Striche am Rand sind nicht zu übersehen, aber die Anzahl der Fehler, die darunter steht, ist um ein Vielfaches kleiner, als beim letzten Mal.
„Wieee? DIE hat ein super Diktat geschrieben?" donnern die Fratzen in mein sonniges Gemüt.
„Wie viele Fehler hast du denn?"
Ich grinse, obgleich ich weiß, dass diese Fratzen meinen Triumph nie verstehen werden. Dann zeige ich ihnen die Seite im vorbeigehen und setze mich glücklich wieder auf meinen Platz.
„Wie sooo viele!"
„Warum bekommt DIE dafür ein Lob!", äfft es von der anderen Seite.
„Weil sie dieses Mal nicht halb so viele Fehler hat, wie beim letzten Mal. Dieses, war IHR allerbestes Diktat, des ganzen Schuljahres. Deshalb!" beendet der Lehrer die Unruhe.
„Du hast dich übrigens nicht verbessert..." fügt er hinzu, während er der beleidigten Fratze ihr Heft austeilt.

Ich bin mir beim Schreiben dieser Zeilen einer, bis heute andauernden, Lese- und Rechtschreibschwäche bewusst. Ich will sie gar nicht leugnen. Muss ich auch gar nicht – nicht mehr.
Erstens, weil ich nun, da ich immer mehr Blitze als klare Bilder sehe, auch den Grund meines schlechten Schülerdaseins kenne.
Zweitens, weil ich mit den Jahren von immer mehr Leuten weiß, mit denen ich diese Schwäche teile. Und keiner von ihnen ist wirklich schwach!! Drittens sitze ich heute hier und – *schreibe!*

Seltenheitswert hat die Tatsache, dass der Lehrer in dieser Situation einmal echte Größe beweist und nicht vor Schwäche glänzt, wie er und seine Kollegen sonst so oft…

Je mehr sich die Blitze zu lebendigen Bildern verwandeln, desto deutlicher wird mir auch die tragische Rolle der Lehrerinnen und Lehrer bewusst.
Manch eine(r) ist stets bemüht, mir beizustehen. Aber andere haben regelrecht zur Verschlimmerung meiner Situation beigetragen.

# Hilflose Lehrer

Da ist die Englischlehrerin, die vor einer komplett unkontrollierbaren Klasse steht. Alle reden, lachen und schreien durcheinander.
Ich sitze direkt vor ihr und blättere in meinem Vokabelheft. Sie nimmt es mir aus der Hand und legt es auf die vordere Tischkante.
Minuten, in denen sie versucht etwas zu sagen vergehen, aber ihre Stimme kommt gegen diese tobende Masse nicht an.
Ohne dass ich es bemerke, greifen meine Finger aus Langeweile wieder nach dem Heft, während die gute Frau immer noch gegen das Chaos um uns herum ankämpft.
Plötzlich reißt sie mir das Heft aus der Hand, und ich spüre einen brennenden Schmerz im Gesicht. „Du sollst das liegen lassen, habe ich gesagt!" schreit sie und schleudert das Heft zurück auf den Tisch.
Durch die ruckartige Stille höre ich ein sanftes Flüstern: „ He! Schlag sie zurück!" „Ja! Das darfst du...!" raunt eine weitere Stimme.
Während ich gegen meine Tränen kämpfe und meine glutrote Wange halte blitzen sich unsere Augen kurz wie Feuerbälle an. Dieses Mal jedoch ist es **ihr** Blick, der meinem weicht, und **sie** wendet sich ab. Dennoch wirkt sie erleichtert, nun endlich ihren Unterricht beginnen zu können.

Zu Hause erzähle ich meiner Mutter die Geschichte. Am Abend kommt sie zu mir ins Zimmer und berichtet: „Ich habe gerade mit deiner Lehrerin telefoniert..."
„ Und was hat sie gesagt?" frage ich voller Angst, das auch sie wie die Fratzen die Tatsachen verdreht.
„ Sie sagt, du hast recht: Eigentlich hast du nichts gemacht.

Die anderen waren alle laut...Und... es täte ihr Leid, aber du saßt halt gerade in der ersten Reihe!"

Da ist der Lehrer, der sich in einem Nebenraum befindet, während wir Schüler unsere Schuhe umziehen. Die anderen lästern aus voller Kehle über ihn und sein Fach. Ich ärgere mich über meinen Schuh, der nicht an meinen Fuß will:
*„Ach diese Scheißlatschen...!"* sage ich laut vor mich hin und komme aus der Hocke.
Als ich stehe, sehe ich noch einen Schatten auf mich zustürmen, und dann spüre ich den Schlag seiner Hand in meinem Gesicht.
„Wie kannst du nur so etwas sagen? Wie kannst du mich nur so beleidigen?", schallen mir seine Worte entgegen *„Aber...ich habe doch gar nichts über Sie,... ich habe mich doch nur über meine Schuhe aufgeregt...!"*
„Das stimmt! DIE hat echt nichts über Sie gesagt." verteidigt mich plötzlich eine sonst so hässliche Fratze. Geschockt starrt er mich an:
„Ach...ach so... dann... entschuldige..." stammelt er verlegen und verschwindet für einige Minuten im Lehrerzimmer.

Da ist die Russischlehrerin, die ich vor Unterrichtsbeginn im Klassenzimmer aufsuche.
„Wir haben vorhin in Physik einen Versuch gemacht. Ich sollte das kochende Kerzenwachs auf dem Löffel in die Luft schleudern, damit es wie ein Feuerwerk aussieht. Aber mein Wollpulli hat sich irgendwie am Tisch verfangen und das heiße Wachs ist mir über den Unterarm geflossen..." stammle ich zitternd und hebe dabei meinen rechten Arm hoch. „Ich habe ein Tuch mit kaltem Wasser darauf gelegt, aber jetzt

halte ich die Schmerzen nicht mehr aus. Ich habe gerade meine Mutter angerufen, damit sie mich abholt."
Ihr starrer, herablassender, kalter Blick könnte selbst Eisbären Sekundenschnell erfrieren lassen.
„Man muss im Leben auch mal etwas aushalten können! Bist du stark und hältst das aus, oder bist du schwach?" fragt sie mich mit ihrem russischen Akzent.
„Willst du wirklich gehen?"
„Ja! Das war kochend heißes Kerzenwachs…!" sage ich verzweifelt und überlege, ob ich das feuchte Tuch, das ich immer noch auf die Verletzung presse, einfach von der Wunde nehme, damit sie sieht, das ich nicht übertreibe. Aber sobald ich den Druck auch nur ein bisschen löse, nimmt der Schmerz so schnell zu, dass ich sofort wieder zudrücken muss.
>Außerdem sehe ich das gar nicht ein. Ich muss ihr gar nichts beweisen! <
„Na dann …!" haucht sie, wendet sich von mir ab und geht ins Zimmer.

Als meine Mutter mich abholt kann ich ihren sorgenvollen Augen einen kurzen Blick auf meine Wunde nicht verwehren und sie fährt mich daraufhin sofort zum Arzt. Die Sprechstundenhilfe nimmt mich gleich am vollen Wartezimmer vorbei in ein separates Zimmer, beginnt meine Wunde zu versorgen und fragt mich: „Wann und wo ist das denn genau passiert?" „Vor ca. drei Stunden in der Schule…".
„Vor ein paar Stunden schon? Warum kommst du dann jetzt erst? Du bist echt tapfer. Aber in diesem Fall wäre es besser gewesen, wenn du sofort gekommen wärst. Nun bleibt da bestimmt eine deutliche Narbe."
Dann wendet sie sich an meine Mutter:

"Sie müssen ein Formular mitnehmen, wegen der Versicherung. Denn das ist ein Schulunfall."

„Warum hast du das dem Lehrer denn nicht gleich gesagt?" fragt mich meine Mutter beim Verlassen der Praxis.
>*Ja, warum habe ich nichts gesagt, als der Schmerz mich wie ein Stich durchfuhr?*
*Weil ich nicht wieder vor der ganzen Klasse als Versager dastehen wollte. Ich hatte mich für den Versuch gemeldet, damit die Fratzen staunen, was ich kann und was ich mich traue.*
*Die Angst vor deren miesen grinsenden Fratzen war größer als der Schmerz.*
*Deswegen habe ich nichts gesagt!* <, beantworte ich mir diese Frage stumm.

Wenn ich meinen Arm heute an der Stelle berühre, spüre ich das Brennen noch immer. Diese Narbe auf meinem Unterarm ist erst nach ca. 15 Jahren vollständig verblasst. Die Narben auf meiner Seele, werde ich wohl immer sehen.

Ich betrachte diese Bilder und spüre, wie verloren und wie gezeichnet meine Seele versucht gegen diese, von allen Seiten auf sie einstürzenden Ungerechtigkeiten anzukämpfen. Komplett verlassen, komplett allein!

Oder- stimmt dieses Bild doch nicht ganz?
Immer wieder sehe ich graue Schatten, die sich hinter den Fratzen verstecken. Wer sind die? Und was ist mit denen? Warum sagen die nichts? Warum helfen sie mir nicht?
Ich sehe genauer hin und ganz langsam kommen auch zu diesen stummen, feigen Gaffern Erinnerungen wieder…

## Feiger Weggenosse

Ich bin mit ein paar Fratzen aus meiner Klasse im Schulgarten.
Wir sind in der Mittelstufe und die Doppelstunde Gartenbau ist nicht wirklich beliebt.
Ich hasse sie vor allem deswegen, weil dort das fiese Mobbing besonders gut unentdeckt bleibt. Diese Attacken, die sich wie Schlangen ganz langsam anschleichen, um meinen Hals legen und immer enger zudrücken bis mir die Luft weg bleibt. Dann blitzschnell zubeißen und ihr Gift in meinem Körper verteilen. Dieser Gelegenheit sind sich auch die Schlangen bewusst und wissen sie regelmäßig gut zu nützen.
Manchmal sehe ich mir dabei zu, wie ich erstarre und ein Teil von mir langsam stirbt, während sie mich auffressen. Manchmal beginne ich mich laut mit Händen und Füßen zu wehren.
Aber was ich auch mache, ich verliere diese ungleichen Kämpfe – alle gegen eine- gegen mich - immer.

Am Ende einer solchen Schulstunde bekommen Fred und ich die Aufgabe zwei volle Schubkarren auf der anderen Seite des Schulgebäudes zu leeren.
Natürlich bietet auch diese Kleinigkeit schon wieder genug Anlass für Getuschel und blöde Sprüche: „Armer Fred! Du musst mit DER zum Kompost." zischelt eine Schlange und die andere fügt hinzu: „Na Gott sei Dank muss ich nicht mit DER dort hin! ..."
>*Wozu der liebe Gott doch alles herhalten muss. Ist das nicht schon fast Blasphemie?!*< frage ich mich während ich mir eine Schubkarre schnappe und losgehe.
Ich sehe den Garten, den Weg und das Tor, durch das wir gehen. Ich sehe die Treppen hinter den Sträuchern an denen

Fred mich bei der Rückkehr anhält und ich höre seine unsichere Stimme. „Hey du, warte mal! Ich wollte dir da mal was sagen. ... Also bevor wir wieder bei den anderen sind. ... Also, weil wir ja bald ins Schullandheim fahren und so....
Also, ich finde das ja echt mies, wie **die Anderen** dich immer behandeln...
dich immer so schlimm fertig machen und so. Und jetzt, wo es für dich doch bald besonders schwer wird, da...
also, ich wollte nur das du das weißt.", stottert er und fährt nach einer kurzen Pause fort: „Ich finde dich eigentlich gar nicht doof oder so....
Ach, und übrigens, du sagst ja, dass du an Gott glaubst gell, das tue ich auch...!
A...Aber erwarte jetzt bloß nicht, das ich dir helfe, gell! Oder vor den anderen zugebe, dass ich dich eigentlich ganz nett finde, hast du gehört.
Sonst machen die ja mich fertig!!!
Ok?
Ich wollte nur, dass du das weißt!!!"
>*Wow! Das sitzt!*
*Ein Weggefährte! Ein Mensch unter all diesen Fratzen! Einer, der all die Grausamkeiten sieht. Einer, der ahnt, dass die Angst vor diesen 10 Tagen Hölle seit Wochen auf mich einprasselt.*
*Diese 10 Tage und 10 Nächte im Schullandheim, ohne Schutz, ohne Pause, und ohne Hilfe den Schlangen zum Fraß ausgeliefert.*
*Aber- was ist das für ein Mensch?!*
*Was für ein kleiner, feiger, erbärmlicher Junge da doch vor mir steht!*
*Viel zu wenig er selbst. Er ringt so sehr mit sich und schafft es*

*doch nicht, zu sich, zu dem was er glaubt und zu dem was er für richtig hält, zu stehen.*
*Statt laut aufzuspringen, bleibt er stumm sitzen, sieht zu, wie sie mich quälen und quält sich damit selbst.* <
Ich stehe regungslos da und suche nach Worten. Kleinlaut, etwas schüchtern aber fest entschlossen diese Chance zu ergreifen frage ich ihn nach kurzem Schweigen:
*"Aber meinst du nicht, Gott würde genau DAS wollen? Ich meine, was glaubst du, würde Jesus tun?*
*Also ich will dich ja nicht bedrängen, aber - von wegen Nächstenliebe...?"*
„Ja wahrscheinlich hast du recht." Sein Herz scheint für eine kurzen Moment wärme nach außen zu strahlen, aber dann erstarren seine Augen in frierender Angst „ - Aber nein! Nein, ich kann nicht!"
Langsam bekomme ich Mitleid mit ihm.
*„Ich kann dich schon ein wenig verstehen."* sage ich. Doch mich durchzuckt noch eine ganz andere Frage: *„Aber sag mal, meinst du etwa, dass DAS der Grund ist, warum sie mich so hassen?* **Weil ich sonntags in die Kirche gehe, an Gott glaube und auch noch dazu stehe?!!!!"**
„Nun, vielleicht,... ein bisschen. Von mir weiß das ja keiner! Wie gesagt, ich wollte nur, dass du Bescheid weißt. Vielleicht hilft es dir ja, wenn **die Anderen** sich auf Hallig Hoge wieder mal auf dich stürzen."

Schweigend wie wir gekommen sind, gehen wir zurück zu den anderen. Dem Gestichel und dem gnadenlosen Mobbing entgegen, als wäre nichts geschehen.
Aber nur äußerlich, denn diesmal höre ich ihr giftiges Getuschel nicht. Meine Gedanken über das gerade Erlebte und Gehörte sind lauter.

Denn so feige diese Worte auch sind, ich kann doch eine Spur Herzlichkeit in ihnen sehen.

>*Einen Teil meines Kreuzes trage ich also, weil ICH sage, was ich glaube?!?! Nun, das erinnert mich doch irgendwie an jemanden...*< denke ich, ohne zu ahnen, wie bedeutend dieser Gedanke für mich auf Hallig Hooge noch sein wird und wie mich dieses Gespräch durch die schwere Zeit tragen wird. Ohne zu ahnen, dass mich diese Worte für mein Leben prägen werden. Denn in diesem Moment erkenne ich:
**Ich habe immer zwei Möglichkeiten:**
**Entweder ich verschweige, was ich denke, glaube und fühle und rede allen anderen nach dem Mund. Dann habe ich vielleicht die Chance, akzeptiert zu werden.**
**Oder ich bleibe ICH und trage mein Kreuz weiter. Ehrlich, aufrecht und stolz!**

Die erste Schullandheimprüfung beginnt allerdings schon Tage vor der Abfahrt und scheint wie ein Alptraum. Diesen Alptraum erlebe ich allerdings nicht nur nachts, sondern ganz real am Tag bei der Zimmereinteilung. Ich stehe dabei, wie sich die üblichen Cliquen sofort einig sind und weiß genau:
>*Mit mir will keiner zusammen sein!* <
Das ist so ziemlich die Spitze auf der Leidensscala.
Dort, wo zum Schluss ein Bett übrig ist, muss ich rein.
Den Unmut meiner Zimmergenossen und die Schadenfreude der anderen bekomme ich deutlich zu spüren...
An einem besonders schlechten Schultag sehe ich eine Fratze deswegen total ausrasten...

## Der Horror vor dem Schullandheim!

Es ist Pause. Ich stehe an ein Treppengeländer gelehnt nur ein paar Meter vom Lehrerzimmer entfernt.
>*Hoffentlich ist dieser Platz sicherer, als der damals, oben in der Sackgasse vor dem Religionsunterricht.* <
Während dieser Gedanken sehe ich eine Gruppe Fratzen vom Hof hereinstürmen. Sie klopfen an diese Tür und fragen nach unserem Lehrer, der kurz darauf erscheint. Vor ein paar Minuten hat er uns die Zimmeraufteilung fürs Schullandheim bekannt gegeben, deshalb ahne ich sofort, worum es geht. Ich beiße in mein Pausenbrot. Aber dieses kleine Stück Trost, dass mir mein Papa jeden Morgen mit Liebe und Salami belegt, will mir nun nicht mehr so recht schmecken. Mit sicherem Abstand beobachte ich die Szenerie: Vier wild gewordene Hühner, die um einen verzweifelten Gockel herumflattern und laut durcheinander keifen. Dann höre ich die Stimme dieser einen Fratze hervor donnern:„...wenn ich mit DER in ein Zimmer muss, dann springe ich jetzt echt hier runter!" und zeigt dabei auf das Treppengeländer. Nun sieht sie mich und unsere Blicke treffen sich für einen kurzen Moment.
Dieser heftige, stechende und giftige aber auch verzweifelte Blick von ihr, trifft mich wie der Schnabelschlag eines Strauß. Als ich mich von dieser bissigen Attacke löse, sehe ich wie der überforderte Lehrer versucht, sie zu beruhigen. Das Gegacker der restlichen Hühnerfratzen verstummt.
Ich drehe mich zur Seite, starre über das Geländer in die Tiefe und für einen Moment denke ich: >*Wenn ich jetzt hier runter springe, was wäre dann?*
*Nun ja, wenn ich **richtig** lande, haben wir beide kein Problem mehr.*

*Ich hätte meinen ewigen Frieden.*
*Aber sie... wäre sie dann auch zufrieden? Wäre sie mir dankbar, dass ich sie erlöst habe? Oder würde ihr das die Augen öffnen, für das, was sie da abzieht.* <
Meine Augen wollen sich gerade mit Tränen füllen, aber dann huscht mir ein Lächeln über`s Gesicht: >*NEIN! Den Gefallen tue ich ihr nicht!*
*Das hat sie nicht verdient! Dieses arme kleine Huhn hat mich jetzt wohl an der Backe. Und sie wird mit der Erkenntnis leben müssen, dass sie in den Augen der „auch so tollen Leute" nicht wirklich besser, beliebter und toller ist, als ich es bin. Denn die anderen wollten sie auch nicht in ihrem Zimmer. Wahrscheinlich ist auch ihr das gerade klar geworden. Wir beide gehören zum kläglichen Rest, dem Abfall, eben zu dem, was am Ende übrig bleibt.* <
Und genau deshalb tut sie mir schon fast wieder ein bisschen leid.

Die Schulglocke läutet.
Ich schaue vom Abgrund der Treppe auf, gehe mit aufrechtem Kopf direkt an ihr vorbei und schenke ihr noch ein mitleidiges Lächeln.
Ich ahne zwar, was da für ein Unwetter auf mich zu kommt, aber ich gehe...! Den 10 Tagen Hölle ohne Pause entgegen....

Denn trotz dieses Vorfalls steht mein Entschluss fest. Vor allem nach diesem sonderbaren Gespräch mit Fred.
>*Ich werde nicht feige sein, kneifen und zu Hause bleiben! Ich werde mitgehen, kämpfen- und überleben!* <
Mein Magen allerdings bietet mir schon bei der Aussicht auf 10 Tage Hallig Hoge in der Nacht vor der Abfahrt einen Freifahrtschein fürs „*zu Hause*" bleiben.

Während ich mich brav ins Bett lege, fest entschlossen stark zu sein, durch- zuhalten und mich mit dem Gesicht voraus in den Sturm zu stellen, wachsen die Gedanken in meinem Kopf, und die Angst kriecht in meinen Bauch. Bis dieser schließlich rebelliert und mein Abendessen geradewegs zurück in den bereitgestellten Eimer neben meinem Bett schickt.
„Bist du sicher?!" fragt meine Mutter mit sorgenvollem Gesicht.
„*Ja, Mama! Ich will trotzdem mit ins Schullandheim!*", schluchze ich.

Ich sehe dieses Kind, sehe mich, dort liegen und schwanke zwischen Kopfschütteln und Bewunderung. Es wäre so einfach. Das wäre die Chance – ich bin ja wirklich krank!
Magenkrank! Krank vor Angst!
Warum ergreife ich diese Chance nicht?!?!?
Ich weiß, ich fahre 10 Tagen Hölle entgegen! Dort bin ich ihren Attacken **pausenlos** ausgeliefert.

Ich betrachte mich selbst aus der Ferne und erkenne: Damals ist mir gar nicht klar, was eigentlich geschieht. *„Ich lasse mir das Schullandheim von meinem blöden Magen doch nicht verbauen!"* Das ist meine Trotzreaktion.
Als Kind komme ich gar nicht auf die Idee, dass die Angst mich krank macht. Ich freue mich auf die schönen Dinge, die vor mir liegen.
Ja, trotz aller Angst ahne ich, auch in dieser „Hölle" liegen sonnige, warme, spannende, wichtige und schöne Sternenmomente verborgen.
Und diese Momente lasse ich mir nicht nehmen. Erst recht nicht von denen, die mir jeden einzelnen Schultag zum Hölle

machen!
Ich spüre einfach, dass es richtig und wichtig für mich ist, mitzugehen.

Und ich behalte recht. Die kommenden 10 Tage sind nicht nur voller schmerzhafter, sondern auch wertvoller Erinnerungen...

## Überraschende Verbündete

Es ist einer der Ersten von diesen 10 Tagen.
Eine Mutter, die als Begleitperson mitgefahren ist, kommt auf mich zu und fragt: „Hey, hast du Lust, mit mir spazieren zu gehen?"
„Wie? Spazieren? Ich? Und wer noch?" fragte ich erstaunt.
„Niemand, nur du und ich!"
>*Ausgerechnet die Mutter von einer der größten Fratzen will jetzt mit mir allein spazieren gehen!* < *tickert es durch meinen Kopf.* „Ja sicher habe ich Lust." Denn ein Spaziergang bedeutet, ich kann diesem ganzen Terror mal für eine kurze Zeit entkommen, kann durchatmen und meine Akkus wieder aufladen.
Ein paar Mädchen haben unser Gespräch gehört und ihrer Tochter die „frohe" Botschaft überbracht:
„Deine Mutter ist ja echt doof!"
„Die geht mit DER spazieren!"
„Sie mag DIE doch nicht etwa, oder... ?!" höre ich das Stimmengewirr in der Ferne, während ich mir Schuhe und Jacke anziehe.
Daraufhin rastet das gute Kind komplett aus. Voller Wut fängt sie uns, den Tränen nah, in der Haustür ab.
„Mama! Mama das machst du nicht! Du gehst nicht mit DER weg! Die anderen lachen schon! MAMA- mach das nicht!!!", kreischt sie.
Ich sehe ihr an, dass für sie in diesem Moment eine Welt zusammenbricht.
Ihre giftigen, bösen, hasserfüllten Blicke durchbohren ihre Mutter und mich abwechselnd.
„Doch, mein Schatz! Genau das mache ich jetzt!", sagt die

zierliche Frau mit fester, ruhiger Stimme.
>*Armes kleines Ding,* < denke ich, als ich diese Fratze so zitternd vor mir stehen sehe.
> *Wenn man sich von der eigenen Mutter, vor Freund und Feind, so verraten fühlt. Das ist hart!* <

Wir gehen schweigend nebeneinander her.
Während dessen träume ich davon, der Lehrer würde den Fratzen jetzt mal so richtig den Kopf waschen. Ich träume davon, dass nach meiner Rückkehr alles anders ist. Ich träume wie diese starke Persönlichkeit neben mir die Worte: >*es tut mir so leid, was die Kinder, was meine Tochter, dir jeden Tag antun...*< sagt. Ich träume davon, dass sie mir endlich eine Antwort auf die Frage „WARUM –ICH?" gibt. Natürlich sagt sie nichts von alledem, und ich weiß ja, dass ich nur träume. Außerdem erkenne ich in der Realität Antworten auf andere Fragen, die ich mir seit Jahren stelle:
Wissen die Eltern der anderen eigentlich, wie ihre Kinder mich quälen?
Und wenn ja, haben sie jemals versucht, mir zu helfen -ihren Kindern ins Gewissen zu reden? Haben sie ihnen gesagt, dass man **so** nicht mit Menschen umgeht?
Oder wissen sie von all den Quälereien gar nichts?
Oder- ist es ihnen schlicht egal?
In diesem Moment, als die Mutter sich gegen ihre eigene Tochter stellt, gibt sie mir eine Antwort auf genau diese Fragen!
So sehr ich mir auch ein liebes, aufmunterndes oder aufrichtiges Wort von ihr wünsche, dieser Spaziergang ist mir Antwort genug.
 Dieses Gefühl und diese Erkenntnis bleibt nicht die einzige, wortlose Überraschung in diesen 10 Tagen.

## Unsichtbarer Begleiter!

Es geschieht an einem anderen dieser 10 Tage, bei einer Wanderung über die Hallig. Ich laufe, wohl bedacht, in der Nähe des Lehrers, der auch das Schulorchester leitet, denn er ist mir ein angenehmer Vertrauter.

Plötzlich kommt ein Junge von hinten angerannt, reißt mir die Schirmmütze vom Kopf, rennt damit davon und wirft sie ein paar Meter weiter die Felsen hinunter. Ich will ihm noch hinterherrennen, auch wenn ich weiß, dass ich ihn nie einholen kann, aber als ich sehe, wie die Mütze im Wind Richtung Meer segelte, schießen mir die Tränen in die Augen und ich bekomme Panik. Denn dieser bunt gemusterte Sonnenschutz ist nicht meiner.

Meine Schwester hat ihn mir nur widerwillig und auf dringliches Bitten meiner Mutter für diese 10 Tage geliehen. Vorher aber musste ich ihr Versprechen, gut darauf aufzupassen.

>*Jetzt fällt mein Versprechen die Felsen hinunter!*< denke ich resigniert.

Dann aber wird mir schlagartig klar:

>*Genau DAS ist mein Trumpf. Denn diese Fratze hat nicht mich, sondern meine Schwester bestohlen.* <

In das schallende Gelächter der anderen, sage ich zu der Fratze, der ich mich langsam und ruhig nähere:

„*Ach, weißt du, an deiner Stelle würde ich schauen, das du mir die Mütze ganz schnell und heil zurückbringst. Denn die gehört nicht mir.*

*Meine Schwester hat sie mir nur geliehen und wenn sie erfährt, was DU mit ihrer Lieblingsmütze gemacht hast,- nun ja,-.*

*Außerdem ist sie aus Italien- könnte also etwas schwierig werden, sie zu ersetzen!"*
Die grinsende Fratze erstarrt. Denn nun wird auch ihm klar, dass sein Handeln diesmal ganz sicher Konsequenzen haben wird.
Auch das dreckige Gelächter um uns verstummt. Ein paar schauen verdutzt, ein paar sind peinlich berührt, die anderen starren sich ratlos und ängstlich an.
Von dem Lehrer, der die ganze Zeit stumm neben uns läuft sehe ich nun ein besonnenes Nicken.
„Ja! Da hat sie recht! Sieh zu, wie du die Mütze wieder herschaffst."
>*Er hat es gesehen!*< Denke ich und kann meinen Jubel kaum zügeln.
>*Er gibt mir recht! Er steht mir bei! Endlich hält einmal einer zu mir!* <
Dann aber geschieht das wirklich Bemerkenswerte.
Ich spüre, ganz sanft aber deutlich – eine Hand auf meiner Schulter.
Ich drehe den Kopf, um zu sehen, wer da auf der anderen Seite ist und außer dem Lehrer noch sein Verständnis, seinen Zuspruch und seine Zustimmung signalisiert. Aber ich sehe niemanden.
Etwas verwirrt sehe ich mich weiter um.
>*Ich habe es doch ganz deutlich gespürt?!*
*Der sanfte aber deutliche Druck einer Hand auf meiner Schulter.* <
Doch da ist niemand- niemand zu sehen-, also niemand Sichtbares!
Ich schaue zum Himmel und schicke ein Lächeln hinauf, denn ich weiß was,- oder besser gesagt **wer** es war!
>*Das ist also deine Reaktion, auf das, was Fred vor dem*

*Schullandheim zu mir gesagt hat. Die terrorisieren mich wegen meines* **Glaubens** *und du lässt mich deinen* **Beistand** *spüren. Ganz nah, direkt hinter mir, mit einer „Hand" auf meiner Schulter. Na dann bin ich ja auf dem richtigen Weg.<*

Ein paar Minuten später nähern sich schwere Schritte und lautes Hecheln, die mich kurz aus meinen Gedanken reißen. Dann steht die Fratze, die mir vorhin die Mütze vom Kopf gerissen hat vor mir. „DAAA!" presst er sich mit letzter Kraft aus den Lippen und wirft mir die triefend nasse und mit Kieselsteinen gefüllte Mütze vor die Füße.
Diese erneute Demütigung aber lässt mich kalt. *„Danke, geht doch!",* sage ich besonnen, hebe sie auf, schütte die Steine auf den Weg und gehe weiter.
Währenddessen überlege ich, was ich dieser **Antwort von oben** entgegenbringen kann...

## Jetzt erst recht!

Wir sind an diesem Tag von einem Ausflug auf dem Rückweg zu unserer Unterkunft. Ein paar Fratzen rennen voraus, ein paar trotteln hinterher.
Ich befinde mich ziemlich in der Mitte dieses Menschenzuges, der sich über mehrere 100 Meter verteilt.
Ich bin völlig in Gedanken versunken, als ich bemerke, dass der Lehrer, in dessen Nähe ich auch diesmal wieder laufe, nicht mehr zu sehen ist.
Deshalb möchte ich auf ihn warten und verlangsame meine Schritte.
Die anderen, die mit mir laufen, bemerken das und rennen davon.
„Kommt, wir hauen ab!" flüstern sie laut. „Ja dann muss DIE dumme Kuh allein laufen!" „HA HA HA"
>*Auch gut! Die lassen mich jetzt schon mal in Ruhe,* < denke ich.
>*Aber wer lief da vorhin noch hinter mir, außer der Lehrer...*< überlege ich weiter und beginne ein paar Blumen zu pflücken.
>*Mist, jetzt muss ich auch noch...! Hinter welchem Busch könnte ich denn...*< ich schaue mich suchend nach einem geeigneten Platz um, da erkenne ich ein paar Gestalten um die Ecke biegen.
>*Oh nein, nicht diese Fratzen! ...Und wo ist der Lehrer? So ein Mist! Die haben ihn wohl überholt. Verflixt, warum bin ich nicht hinter einem Busch verschwunden, als es noch ging! Was mache ich denn jetzt? Wegrennen macht keinen Sinn, die holen mich ja eh ein.*
*Also stark sein, einfach ignorieren und auf Hilfe warten.* <

Ich höre das immer lauter werdende bösartige kreischen der Fratzen. Sehe, wie sie immer schneller auf mich zu rennen und verbal über mich herfallen.

„IIIII DIE schon wieder!" „Was machst du denn da so ganz allein?"

„Läufst du vor uns davon?" hacken sie auf mich ein
" *Nein, ich pflücke Blumen, das siehst du doch*", erwidere ich hilflos.

„ Komt wir umzingeln sie! …" „Ja, genau, dann kann sie nicht weg, diese blöde Fotze…!","Wäää! Aber Vorsicht- nicht berühren, die ist so eklig…!"

„He, willst du wegrennen, versuch`s doch,…wir sind eh schneller…!"

*„Nein, warum sollte ich auch, ich pflücke doch nur Blumen…!"*, wiederhole ich. Je näher die Fratzen kommen, desto kleiner werde ich. Ich krieche auf dem Boden, pflücke meinen Blumenstrauß und dann, dann fallen mir erneut Freds Worte ein.

>*Ok! Sie machen mich also fertig, weil ich an dich glaube, Gott?!!*
*Und weil ich das nicht verstecke, so wie er und wahrscheinlich noch ein paar andere in der Klasse?!!! Also gut, dann aber richtig! Hey Gott! Wenn ich aus dieser Hölle hier rauskomme,* **lebendig** *rauskomme, dann werde ich mich taufen lassen.*
*Sie wollen mich brechen, meinen Glauben an dich zerstören und alles vernichten was mir lieb und teuer ist! Aber das schaffen sie nicht! Niemals werde ich meinen Glauben, mein Leben und Dich vor ihnen verleugnen, nur damit sie mich in Frieden lassen!*
*Ich werde es so laut in die Welt schreien, dass alle es hören. Ich werde mich zu dir bekennen und dein Kind werden!*

*Aber bitte, das geht nur, wenn ich diese Hölle hier überstehe!*<

Nach einer Ewigkeit in Todesangst höre ich erleichtert die Stimmen der nachfolgenden Gruppe- und auch die des Lehrers.
Die anderen bemerken ihn ebenfalls. Sie legen scheinheilig ihre Schlangenarme um mich und ihren süßlichen Stimmen säuselten mit giftigen Zungen: „Sie war hier so allein und hat Blumen gepflückt!"
„Schön gell?" „Wir haben ihr dabei geholfen!"

Ein gutes Jahr später fragt der Lehrer, was wir in den Osterferien machen. Ich stehe auf und sage: „Ich lasse mich an Ostern taufen!"
Ein Raunen durchzieht das Klassenzimmer.

Über die nächste Begebenheit kann ich bis heute nur den Kopf schütteln und überlege, während ich mit schreiben fortfahre, was ich mit dem Blumenstrauß gemacht habe? >Wollte ich den nicht pressen und aufheben? <…

## Zwei Fratzen - vier Gesichter

An einem dieser 10 Tage stürme ich in mein Zimmer der Unterkunft, schlage die Tür hinter mir zu und lass mich auf's Bett fallen.
Es gelingt mir gerade noch rechtzeitig, mein Gesicht ins Kopfkissen einzugraben, bevor die Tränen kommen. Die Tränen, die keiner sehen soll.
Denn die Tränen sind das Zeichen, dass ich wieder einmal einen ungewollten und unfairen Kampf, alle gegen mich, verloren habe.
So liege ich laut schluchzend und zitternd da, versuche den Schmerz aus meiner Seele zu weinen und suche ein paar Minuten Ruhe vor der nächsten Attacke. Hier in den fremden vier Wänden, alleine auf diesem Bett.
Da höre ich plötzlich zwei vertraute Stimmen. >*Mist!* < denke ich.
>*Ich bin doch nicht allein! Nicht mal heulen darf ich in Frieden. Na super!* <
Ich versuche die Tränen wieder zurückzuhalten. Keiner sollte sie sehen!
>*Sonst, rennen die beiden sofort raus und sagen zu den anderen:*
*„ Je! Ihr habt es geschafft! Wie cool, DIE heult mal wieder, ha ha ha...!"* <

Als ich meine Gesichtszüge einigermaßen unter Kontrolle habe, sehe ich auf und schaue in zwei besorgte Gesichter.
„Weinst Du?"
„Was ist los?"
„Hast du Heimweh?"

„Oder ist zu Hause etwas Schlimmes passiert?
Was ist denn mit dir los?" erkundigen sich Lea und Tina abwechselnd.

Ich muss beinahe lachen.
Denn diese Situation scheint mir jetzt doch etwas paradox.
*„Nein, nein, zu Hause ist alles ok!"*
Ich zögere, weil ich ihrer Sorge und ihrem plötzlichen Mitgefühl noch immer nicht traue.
*„Es ist nur... die anderen,...ach das Übliche eben..."*
" WAS haben Sie gemacht und WER war das?" fragt Lea.

Während ich den beiden den Vorfall schildere frage ich mich, ob ihre Anteilnahme echt ist.
>*Und wenn ja, spinne ich dann? Oder doch eher meine Zuhörer?*
*Wie oft stehen die beiden tatenlos daneben und sehen zu, wenn die anderen mich quälen?! Wie oft machen die Beiden selbst mit?!*
*Und nun? Nun sitzen sie auf diesem Bett, halten mich in den Armen und trösten- MICH!?* <

Als ich fertig bin springt eine der Beiden auf:
„ Das ist doch,... also echt, die sind doch so gemein! Komm...", sagt Tina zu ihrer Freundin und zieht sie am Arm nach oben
„..wir gehen jetzt zu denen raus und fragen, was das soll!"

Ich halte den Atem an.
>*Träume ich das nur?*
*Die beiden stürmen doch wirklich aus dem Zimmer, mit dem festen Vorsatz, für MICH Partei zu ergreifen. Ist das ihr Ernst?*

*Oder nur ein Trick? Ein ganz gehässiger und perfider Plan? Kommen sie gleich mit den anderen zurück und lachen sich über mich kaputt?* <
Mit all diesen wirren Gedanken im Kopf, der Angst und der Hoffnung im Herzen, warte ich verwundert was passiert.

Nach ein paar Minuten geht die Tür auf und Lea und Tina sind zurück.
„Wir haben mit denen gesprochen!" verkündet Tina mit fester Stimme!
„ SIE haben gesagt, SIE finden dich eigentlich gar nicht sooo doof!
Und SIE lassen dich jetzt in Ruhe!"
„Ja! Und die Sina finden sie noch viel doofer als dich!" fügt Lea hinzu.
„Wir finden die Sina übrigens auch scheiße! Und du?" fragt Tina.
>*Die beiden finden Sina doof?! Gestern haben sie doch noch mit ihr über mich gelästert.* <
Jetzt steht meine Welt vollkommen auf dem Kopf!
>*Das setzte der Widersprüchlichkeit doch glatt die Krone auf! Spinnen denn jetzt alle? Oder spinne nur ich?*
*Ist es etwa normal, das man vorhin noch jemanden quält und dann plötzlich mag? Das man, einen Menschen, den man gestern noch mochte, heute als scheiße bezeichnet und zum Freiwild erklärt?* <

„Na super, nun gehen Sie also auf Sina los. Ich finde sie eigentlich ganz nett!" sage ich verwirrt.
>*Ist SIE doch eine, die sich immer ziemlich im Hintergrund hält, wenn die anderen sich auf mich stürzen. Oder hätte ich das jetzt nicht sagen sollen? Hätte ich das*

*Gegenteil behaupten sollen, um in den „wir hassen jetzt alle die Sina" Club aufgenommen zu werden? Um nicht wieder allein am Rand zu stehen, sondern mitten in der Verschwörung?!*
*Nein! Nein, das kann ich nicht.*
*Sollte dieses Verhalten normal sein, bin ich eben doch unnormal!<*

Sina erfreut sich übrigens schon am nächsten Tag wieder allgemeiner Beliebtheit. Genau so schnell, bekomme auch ich meinen üblichen Status zurück.
So oft mir dieses ambivalente Verhalten im Leben auch begegnet, ich kann es bis heute nicht nachvollziehen!

In meiner nächsten Erinnerung sehe ich, wie die Fratzen ihren Hass aber nicht nur an Menschen auslassen…

## Blinde Zerstörungswut

Einer der letzen, von diesen 10 Tagen. Am Nachmittag sollen wir uns alle überraschend im Unterrichtsraum versammeln. „Oh Mann! Warum haben wir denn jetzt auch noch mittags Unterricht?" beschwert sich eine Stimme hinter mir. „Aber echt! Sie haben doch gesagt, wir lernen nur morgens. Und wir könnten jetzt machen, was wir wollen....", pflichtet ihr eine zweite Stimme bei und sieht den Lehrer dabei fragend an.

Auch ich will gerade meinen Unmut über diese Planänderung äußern, da sehe ich die junge Herbergsfrau neben dem Lehrer stehen.
>*Was macht sie denn hier?* < frage ich mich verwundert.
„Hallo", sage ich freundlich und winke ihr zu.
Doch sie reagiert nicht.
>*Sie müsste doch gleich den kleinen Hauskiosk aufschließen, in dem wir uns jeden Tag für kleines Geld Eis, Getränke und Süßigkeiten kaufen können.*
*Oder macht **sie** heute mit uns Unterricht!??!*
*...Hm. Hier stimmt doch was nicht. Sie sieht so traurig und wütend aus.* <
„Setzt euch hin und seid still", sagt der Lehrer mit scharfem Ton.
Erst als ich sitze, sehe ich, dass die junge Frau ein paar zerfetzte Blumen vom Beet, das vor diesem Raum liegt in ihren Händen hält.
>*Was ist denn mit den Blumen passiert? Gestern nach dem Unterricht hat sie die doch noch so hingebungsvoll gepflegt. Warum hat sie die jetzt gepflückt? ...<.*

Das Gemurmel um mich herum verstummt.
Die Frau sagt mit zitternder Stimme und Tränen in den Augen: „Ich bin so enttäuscht von euch! So verletzt und traurig. Wer war das? Und warum? Warum habt ihr die Blumen zerstört?
Warum mein Beet so verwüstet?
Ich und mein Mann sind immer für euch da. Wir geben uns so eine Mühe, damit ihr euch hier wohl fühlt, und ihr…!"

Sie hebt den kläglichen Rest ihrer Monate langen Arbeit in die Luft.
> Niedergetrampelt, mit Stöcken niedergedroschen und in der Luft zerrissen.
Was ist der Grund für so viel Wut, so rohe Gewalt und so tiefem Hass?!<

Ich sehe in meiner Erinnerung nicht, ob der Täter sich gestellt oder ob er entlarvt wird. Ob, oder wie sie bestraft werden, denn das ist für mich nicht wichtig. (Erst im Laufe diese Reise, bei einem von zahlreichen Gesprächen mit verschiedenen Zeitzeugen erfahre ich, wer seiner Wut damals so Luft machen musste.)
Wichtig ist für mich:
Dies ist der Tag, an dem ich ganz langsam anfange zu ahnen, dass dieser ganze Hass, diese ganze Wut, den diese armseligen Fratzen immer an mir auslassen, mich nicht **meinetwegen,** sondern **ihretwegen** trifft.

Und heute noch, jedes Mal wenn die Blitze aufleuchten, der Donner kracht und die Hagelkörner auf mich einpeitschen, muss ich mir diese Tatsache immer wieder klarmachen.

Noch einmal schaue ich zurück auf das Gespräch mit Fred. Da fällt mir noch ein weiteres Bild ein. Schon ein paar Jahre früheren hat in einem anderen Schullandheim ein anderer, feiger Mitläufer meinen Weg gekreuzt. Dieser Blitzt beweist: Fred ist nicht der einzige, der Angst hat, zu mir zu stehen, den Mund aufzumachen und keine Fratze zu sein...

## Ein weiterer armer, feiger Weggenosse

Wir sind in einem kleinen Ort in Österreich.
Ich sitze am Bach und schaue zu der Jugendherberge, in der wir wohnen.
Oberhalb des Hauses, ist dieser Bach ein reißender Fluss. Um ihn zu überqueren muss man über eine hohe Hängebrücke. Direkt darunter dröhnt der tosende Wasserfall.
Hier, unterhalb des Hauses ist von diesem reißenden Strom nur noch ein kleines, harmloses Rinnsal übrig. Es lässt den niedrigen Steg, auf dem ich sitze, als Übergangsmöglichkeit fast überflüssig erscheinen.
Ich bin allein, genieße die Sonne, pflege meine geschundene Seele und kühle meine wunden Füße im Wasser.
Froh, den Qualen meiner Mitschüler wieder mal für ein paar Minuten entkommen zu sein, beobachte ich das glitzernde Wasser. Es fasziniert mich, wie es sich hier unten so ruhig aber unbeirrbar seinen Weg an all den kleinen und großen Steinen vorbei schlängelt.
Die Sonne und mein Gesicht spiegeln sich darin. Dieses glitzernde Schauspiel trägt meine Gedanken weit fort, ans Meer, an den Strand, an einen Ort voller Frieden und Freiheit. Da reißen mich auf einmal zwei Stimmen in die Realität zurück.
Ich schaue auf und sehe Ulf und Leon. >Ok< denke ich erleichtert, *> die beiden alleine sind harmlos, solange die Anführer ihrer Gang nicht dabei sind. Ich tue einfach so, als wären sie nicht da. Sie werden das Gleiche tun und mich in Ruhe lassen. <*
Ich starre wieder auf das Wasser unter mir und träume weiter.
„Hey, was ist los? Alles ok mit dir?"
*> Na klar, der liebe Ulf! Er hat eine gute Seele.*

*Aber er schafft es nicht, sich gegen seine scheinbar besten Freunde zu stellen, wenn sie mich quälen. Im Gegensatz zu seiner älteren Schwester, die mir auf dem Schulhof öfter mal beisteht, sieht er hin und schaut doch weg. Quält mich mit und stürzt sich damit in eigene Qualen.*
*Also, warum klingt er so besorgt?* <.
Erneut hebe ich meinen Blick und erkenne tatsächlich Sorge in seinem Gesicht. „*Ja, klar, warum?*", antworte ich, während ich mich wieder dem Wasser zuwende und versuche diese zwei Seiten sein Verhaltens zu verstehen. "Also ich meine, du siehst so aus,… naja, so,… als ob es dir nicht gut geht. Du sitzt hier so, sooo, …über dem Wasser … allein…!"
„Mit wem soll ich hier auch sitzen? Du kannst dich ja gerne dazu setzen!"
Er beginnt hilflos nach den richtigen Worten zu suchen, aber bevor er sie findet, setzt Leon ein: „Komm jetzt, wir müssen weiter. Was willst du denn außerdem von DER? Du weißt doch, was los ist, wenn wir uns mit DER abgeben…", zischt er und schaut dabei ängstlich in Richtung Haus.
„Hey Mann! Ich will nicht, dass hier nachher eine Leiche mit dem Gesicht nach unten im Wasser liegt, ok!", stammelt Ulf. Erneut schaue ich ihn an.>*Meine Güte der scheint sich ja wirklich Sorgen um mich zu machen!*
*Oder nur um sich und sein schlechtes Gewissen, wenn er nachher zurückkommt und ich läge da unten?!?* <
Dann aber muss ich lachen. Kopfschüttelnd deute ich auf das Rinnsal unter uns: „*Ne du, keine Sorge! Dafür wäre das hier auch viel zu flach! Dazu müsste ich schon zur anderen Brücke oben am Wasserfall gehen!*"
Seine Augen starren mich entsetzt an.
"A… aber….", stottert er verzweifelt, während Leon ihn weiterzieht.

„komm jetzt endlich weg von DER. Oder ich geh alleine weiter, verstanden?!" Ich schenke diesem hilflosen Opfer seines besten Freundes und seiner selbst noch ein Lächeln:„Keine Angst, das seid ihr nicht wert.
Wegen Euch bringe ich mich nicht um!"

Er lässt sich mitreißen, dreht sich aber noch einmal um und ruft: „Bau aber bitte keinen Scheiß hier, ja...!"

Ich schaue von meinem Schreibtisch auf, sehe mich dort in der Ferne alleine sitzen und frage mich: >Was wäre, wenn all die feigen Gestalten , damals wie heute, aus ihrem Schatten treten und laut ihre Meinung vor den Fratzen sagen würden? <

An diese Frage schließt sich fast schon automatisch wieder mal die Frage, nach dem WARUM- ICH?
Da taucht eine verschüttete Erkenntnis am Horizont auf. Eine überraschende Erklärung, die sich mir viele Jahre nach dieser Begegnung mit Ulf offenbarte, als eine der Fratzen für einen Augenblick ihre Maske verliert und ich Erstaunliches entdecke...

## Mein Glück - ihr Unglück!

Ich stehe in der Pause auf dem Schulhof. Ich bin bereits in der Oberstufe und habe mich mit einem Mädchen aus einer höheren Klasse angefreundet.
Wir stehen dort mit ein paar ihrer Klassenkameraden in kleiner Runde zusammen und quatschen vergnügt.
Jemand sagt etwas Witziges und wir brechen alle in schallendes Gelächter aus. Ich schüttle mich und muss tief Luft holen. Als ich dazu meinen Kopf hebe, wandert mein Blick ein paar Meter weiter und ich sehe direkt in die Augen einer Fratze. Ihr Blick trifft mich wie ein Blitzschlag und wir starren uns für ein paar Sekunden an. In diesem Augenblick erkenne ich für einen Wimpernschlag etwas vollkommen Neues in ihren Augen. Da ist nicht nur Hass, Abweisung und Boshaftigkeit, nein, da ist regelrechter NEID!
>*Ich habe doch gerade nur gelacht! Ich bin nur glücklich. Ich habe ihr nichts getan und nichts genommen. Habe nichts mit ihr zu tun, bin nicht mal in ihrer Nähe! Was ist also ihr Problem?....*
*Allein meine Freude, mein Lachen, mein Glück?! Ja! Mein Glück genügt wohl, das sie Unglücklich ist.*<

Im nächsten Augenblick setzt die Fratze ihre dämlich grinsende Maske wieder auf und dreht sich zu den anderen aus unserer Klasse, die bei ihr stehen. Sie sagt etwas zu ihnen und zeigt zu mir herüber während sich die übrigen Köpfe zu uns umwenden. Ich kann sie nicht hören, doch die Blitze, die mich treffen sagen alles.
Nun aber verletzen sie mich nicht, denn dieser eine Augenblick, dieser Moment ohne Maske, lässt mich nicht los.

*>Mein Glück ist also ihr Unglück! Wenn ich lache, will sie vor Neid schreien, weinen und am liebsten zerplatzen! Und nur wenn ich weinend am Boden liege, ist sie glücklich?!!!?Armes kleines Würstchen.*
*Sollte ich mich je ernsthaft gefragt haben, wie ich mich rächen könnte,- ich müsste nur zeigen, sie nur spüren lassen, dass ich gerade irrsinnig glücklich bin!<*

Ich kann mir ein stilles Kopfschütteln und ein Lächeln nicht verkneifen.
Meine Freundin hatte den Blickwechsel wohl irgendwie bemerkt. „Ignorier` die dahinten einfach", sagt sie, legt ihren Arm um mich und hebt mich damit in die Gegenwart unseres Gesprächs zurück.

>Warum war dieses arme Kind so Neidisch auf mein bisschen Glück? < frage ich mich und überlege, ob diesen Kindern jemals bewusst geworden ist, was sie tun. >Wenn sie es auch nur im Ansatz erkannt haben, muss es ihnen doch unheimlich peinlich gewesen sein…! <
Oh ja! Ein Blitz aus der Abschlussklasse zeigt: Manchmal überkommt selbst Fratzen so etwas wie „Selbsterkenntnis" …

# Ein Hauch von Selbsterkenntnis

Ich betrete das Klassenzimmer nach der Pause. Es ist die 3. Stunde und nach zwei schaurigen Mathematikeinheiten freue ich mich nun auf die Deutsch -Prüfungsvorbereitung. Ich gehe zu meinem Platz, stelle meine Tasche ab und möchte mich setzten. Da kommt der Lehrer auf mich zu, reicht mir die Hand und sagt deutlich hörbar: „Herzlichen Glückwunsch zum Geburtstag! Ich wünsche ihnen alles Gute für`s neue Lebensjahr und vor allem für die kommenden Prüfungen."
„Danke", sage ich lächelnd.
Gleichzeitig denke ich: >*So, nun wissen sie es alle.* < Es hat mich nicht überrascht, dass die Fratzen meinen Geburtstag vergessen haben. Warum hätten sie auch dran denken sollen?!
>*Jetzt müssen sie sich allerdings schon ziemlich doof vorkommen!*<
„Scheiii..." „HÄÄ! Hat DIE etwa heute..." „Oh man, da hab ich gar nicht dran geda.... Hast du etwa heute Geburtstag?", murmeln halblaute und verschämte die Stimmen um mich herum.
„Äh, Sie haben doch heute Geburtstag?!?" fragt mich der Lehrer, von den Reaktionen im Raum etwas verunsichert.
„*Ja, das stimmt! Wie nun schon seit 17 Jahren*" erwidere ich vergnügt.
„*Und schon immer drei Tage vor dir.*", fahre ich fort, während ich mich umdrehe und eine der Fratzen direkt anschau. Der ertappte Mob nähert sich mir zögernd.
Mein Lehrer starrt die Meute entgeistert an: „Sie haben den Geburtstag ihrer Mitschülerin vergessen? Sie sind doch schon 11 Jahre zusammen!

Also wirklich, was sind Sie denn für eine Klasse?!!!?"
„*Mich wundert das nicht. Die behandeln mich schon seit der 1. Klasse wie den letzten Dreck*", sage ich gleichgültig und packte meine Deutschsachen auf den Tisch.
Es ist die Fratze, die damals ihre Maske für einen Augenblick verloren hat und in deren Gesicht ich so viel Neid sah. Das Mädchen, deren Mutter damals mit mir auf Hallig Hoge spazieren ging, das sich als erstes ein Herz fasst, noch einen Schritt auf mich zukommt und *mir* sogar die Hand reicht. Obwohl sie eigentlich immer schon einen Kopf größer ist als ich, scheint sie mir in diesem Moment so klein wie eine langsam auf dem Boden kriechende Ameise.
„Herzlichen Glückwunsch… und Entschuldigung…, also dass wir es vergessen haben", presst sie sich verlogen, aber mit zuckersüßer Stimme aus den verschämten und fast schüchternen Lippen.
Wieder einmal muss ich lächeln, über so viel Widersprüchlichkeit und ihre verschämte Selbsterkenntnis.
„*Danke, danke! Ist schon gut*", sage ich.

Seit ich angefangen habe zu schreiben, überfallen mich all diese Blitze, schlagen in Alltagssituationen ein oder leuchten nachts am Himmel auf.
In einer dieser unzähligen Nächte, in denen sie mal wieder als Endlosschleife durch meinen Kopf toben, fallen mir plötzlich meine Schätze von damals ein…

## Stumm- schreiende Zeugen

Diesen Schätzen, vertraute ich alles an. Ich schrieb sie an eine ganz besondere Person.
Eine Person, die mich einfühlsam tröstete, mich immer verstand und mich bis heute liebt, wie ich bin.

Ich erinnere mich an meine Tagebücher.

Also schleiche mich in dieser Nacht todmüde aus dem Bett nach unten ins Wohnzimmer, durchforste den riesigen Schrank und dann, dann halte ich sie in den Händen. Diese stummen und doch so schrill schreienden Zeitzeugen.
Das erste öffnet sich gleich in der Mitte, und ich erkenne ihn sofort:
>Den gepressten, zerflatterten Blumenstrauß.
„Hallig Hoge! ...Taufen lassen! ...Hölle überlebt..." steht da als mahnende Erinnerung.
Ja, sollte ich je gezweifelt haben, ob meine Erinnerungen wahr sind und wirklich alles so schlimm war- hier ist der Beweis. All diese Bilder sind keine Phantasien, keine Hirngespinste, keine maßlosen Übertreibungen und auch keine Alpträume. Sie gehören zu mir, zu meinem Leben, sie waren meine Realität!!!!
Langsam beginne ich zu lesen.
Ich quäle mich durch Sätze, in denen ganze Wörter fehlen und kämpfe mich durch Wörter, in denen teilweise so viel Buchstaben fehlen, dass ich sie fast erraten muss. Das hat schon nichts mehr mit „Rechtscheibschwäche" zu tun.... Aber ich erkenne, so schnell wie mein Herz die Schrecken des Tages auf diesen Seiten loswerden will, so schnell kann mein Kopf nicht denken und die Hand nicht schreiben. Ich muss

alles aufgeschrieben, um nicht zu platzen, um nicht zu ersticken. Ich kotze mich regelrecht aus.
Und um ehrlich zu sein, genau so sieht das Schriftbild auch aus.
Ich weiß, ich sehe direkt in den Spiegel meiner Seele.

Je weiter ich lese, desto mehr neue Blitze leuchten auf. Andere Bilder werden deutlicher, manche Zusammenhänge werden klarer.
Je weiter ich lese und blättere, umso mehr Seiten finde ich, auf denen nur ein einziges Wort steht. Es erstreckt sich über die ganze Seite, so wie es damals meine ganze Seele ausfüllt: ANGST!
ANGST vor dem nächsten Tag!
ANGST vor der Schule!
ANGST vor dem Unterricht!
ANGST vor den Pausen!
Immer und immer wieder ANGST!
Und kein Ausweg aus diesem elenden Teufelskreis!!

Irgendwann verschwimmen die Zeilen, meine Augen sind feucht und Tränen laufen mir übers Gesicht. Ich sehe dieses kleine Mädchen, und es tut mir so unsagbar leid.
Ja. Auch wenn es sich vielleicht nicht gehört, auch wenn man das nicht sagt, wenn es sich nicht schickt, ja, ich habe Mitleid. Mitleid mit mir!
Aber jetzt ENDLICH traue ich mich, es zu haben- und darüber zu schreiben!
All diese Hilflosigkeit, die Ungerechtigkeiten und diese Schmerzen- ich spüre sie wieder. Oder besser gesagt, immer noch. Denn ich beginne zu begreifen, all das war nie weg- es war höchstens verschüttet. Und wie heißt es doch so treffend,

„Alles im Leben hat seine Zeit!"Also hat auch **-mit sich selbst leiden-** seine Zeit!

In den kommenden Tagen und Nächten blättere ich mich durch all diese Seiten.
Es fällt mir immer leichter meine erschütternden Aufzeichnungen zu entziffern, auch wenn sie noch so undeutlich und fehlerhaft sind. Habe ich jedes einzelne Wort doch selbst geschrieben- selbst erlebt.
Ich finde so viel mehr, als nur aufblitzende Erinnerungen.
Ich finde Gedanken und Überlegungen von mir, die mich erschüttern. Sie waren so tief in meiner Seele vergraben, dass ich hoffte, ich hätte sie nie gedacht.
Allerdings sehe ich, dass ich am Ende dieser Überlegungen immer die richtige Entscheidung getroffen habe. Das zeigt mir, wie geliebt, wie geborgen, wie STARK dieses kleine Mädchen damals trotz allem war.
Und darauf bin ich stolz.
JA! Auch **-sich selbst loben-**, hat seine Zeit!

Ich finde einen Bericht in meinen Aufzeichnungen, ca. 3,5 Jahre vor meinem letzten Schultag.

„Meine Liebe!
Vorhin habe ich auf einem karierten Din A4 Blatt Rechteck eingezeichnet.
2 Kästchen nach unten, 5 zur Seite! In jedes dieser Kästchen schreibe ich die Wochentage und dann eine Zahl..."

Die erste Zahl muss ungefähr 1277sein!
Dann schreibe ich die nächst Zahle in das nächst Rechteck.
Mi1277 Do1276 Mi1275....!
Jeden Tag streiche ich ein Kästchen durch und zähle somit die

noch verbleibenden Tage in der Hölle.
Jeder gestrichene Tag ist ein Tag weniger.
Jeder Zehner weniger ist eine Erleichterung und jeder Hunderter ein Fest.
Der Tag mit der Zahl 999 ist ein Freudentag!
Manchmal allerdings warte ich extra ein paar Tage, denn das Gefühl, 4, 5 oder 6 Tage auf einmal abzustreichen, ist einfach unbeschreiblich befreiend- fast schon wie fliegen.

Aber ich lese auch von so vielen traurigen, erschütternden und schrecklichen Gedanken:

„Mord! Amoklauf! Alles über den Haufen schießen! Dann könnten sie doch zufrieden sein. Sie sagen, ich bin irre?! Also bitte, geb ich ihnen Recht und mach mal was total Irres! Dann ist Ruhe, der Krieg vorbei und... dann hat keiner gewonnen.
Alle haben verloren! Die und ich! Schuldige und Unschuldige!
Die Täter, ich, die anderen Opfer, die feigen Mitläufer, die mir ab und zu mal ein mitleidiges Lächeln zuwerfen oder ein fast unhörbares aufmunterndes Wort zuflüstern.
Die Lehrer die wegsehen, weil sie es nicht besser können, und die Lehrer, die beim Versuch mir zu helfen, kläglich scheitern.
Es würde richtig knallen, keine Frage und jeder würde es hören.
Aber ALLE hätte verloren und die hätten am Ende doch recht behalten: „ Seht ihr, wir haben`s doch immer gesagt, die ist dumm, die ist doof, die ist irre!"
Also: NEIN! Nie und nimmer tue ich denen diesen Gefallen.
Sie haben nicht recht und das werde ich ihnen beweisen.

Ich weiß ja, eines Tages wird er kommen, mein letzter Schultag.

An diesem Tag werde ich hoch erhobenen Hauptes mit meinem bestandenen Realschulabschluss in der Tasche vom Gelände gehen.
Als Sieger! Als Sieger eines Kriegs, von dem ich nicht mal weiß, wie und warum er angefangen hat. Und vor allem, warum er kein Ende findet. Egal, wie viel Kämpfe ich bis dahin noch ausfechten und verlieren werde, den Krieg, den habe ich genau in diesem Moment gewonnen.
Ich habe doch längst begriffen, dass ich nur durchhalten und mich soweit konzentrieren muss, dass ich einigermaßen akzeptable Noten schreibe.
DAS ist mein Ticket aus dieser Hölle!"

An einer anderen Stelle lese ich von einem weiteren, schrecklichen Gedanken, von dem ich mit den Jahren hoffte, ich hätte ihn nie gedacht, auch wenn ich es immer besser gewusst habe:

„Selbstmord! Warum eigentlich nicht?
Vielleicht würden sie dann verstehen, was sie mir jeden Tag antun?!
Alle, die ganze Welt, meine ganze Welt würde meine Qualen endlich mal erkennen!
Sie würden kapieren, dass es kein lustiges Spiel ist, jemanden fertig zu machen und verbal oder körperlich weiter auf ihn einzutreten, obwohl er schon am Boden liegt!
Und die feigen Wesen würden erkennen, wie fatal es ist, stumm daneben zu stehen und dumm zu glotzen statt einzugreifen und zu helfen. Sie würden alle wissen, dass DAS, was da Tag für Tag abgeht, keine harmlosen Kindereien mehr sind!
Und dann, dann würde es ihnen leidtun! Sie würden sich

schämen und ihr Leben lang wissen:
SIE sind schuld daran, dass ich nicht mehr lebe!
Somit würde ich das ganze selbst beenden und ICH, ICH hätte gewonnen!
Gott?! Gott würde das garantiert verstehen, sieht er doch jede einzelne Sekunde meiner Qualen und fühlt sie mit. Ich wäre endlich im Paradies und alles wäre gut!
Selbstmord also! Ok, von mir aus warum auch nicht, aber wie- und wann?" In einen solchen Gedanken kommt eines Tages meine Schwester in mein Zimmer gestürmt.
„Hast du Zeit? Ich muss Dir was vorspielen. Ein Lied. Es handelt von einer, die sich umgebracht hat,...!"
Bevor ich antworten kann hat sie die Kassette schon in meinen Rekorder gesteckt und die Musik beginnt.
Ich höre diesen Text und sauge ihn regelrecht in mir auf. Die Trauer, die Verzweiflung, den Schmerz und die Ohnmacht desjenigen, der zurück geblieben ist.
Noch bevor der letzte Ton verklingt habe ich meine Antwort gefunden, auf dieses „wie und wann".
NIEMALS!
Niemals wenn mir auch nur ein Mensch auf dieser Welt einfällt, der so traurig, so ohnmächtig und verzweifelt sein würde, wie der, der da singt, wenn **ich** das machen würde. Ein Mensch, der so unschuldig und hilflos ist, wie ich selbst.
Ich habe diesen Gedanken nicht mal zu Ende gedacht, da fallen mir so viele Namen und Gesichter ein!
Meine Eltern, meine Schwester, meine Oma, meine Tanten und Onkel, meine Freunde aus der Kirche, ... die Person, der ich jeden Tag mein Herz ausschüttete, indem ich diese Tagebücher mit meinem Leben füllte....der knapp zweijährige Enkel unserer Nachbarn. Jeden Dienstag besucht er seine Oma und immer nach dem Mittagschlaf rennt er in den Garten und

ruft nach mir.
Wenn er mich sieht, lachte er immer so herzlich und unser beider Leben ist voll Sonnenschein. Was wäre, wenn ich auf einmal nicht mehr durch die Hecke schlüpfen würde?! Die erste Person aber, die mir einfällt, ist meine kleine Cousine. Sie ist sechs Jahre jünger als ich und eine so liebenswürdige und sensible Person.
Ich weiß dass ihre Welt gerade eh schon aus allen Fugen bricht und wenn ich dann auch plötzlich nicht mehr da wäre.... Ich sehe sie in Gedanken ihre Eltern fragen:
„Mama/Papa, ich hatte da doch noch eine Cousine? Wo ist die denn jetzt?" Ihre Eltern könnten sie nur noch zu meinem Grab bringen und sagen: DA! Und meine liebe kleine Maus würde denken, was sie denken muss, könnte sie doch all das nicht verstehen:
> Toll, jetzt hat die mich auch im Stich gelassen!<

Nein, kein Selbstmord!
Es hätten doch nur wieder alle verloren. Vor allem die Menschen, die mich lieben!
Mir würde es zwar gut gehen, aber alle, die mich mögen, wären um einen wertvollen, geliebten Menschen beraubt! Also: NIEMALS!
Schon gar nicht wegen denen. <

Spätestens an diesem Tag wird die Musik für mich buchstäblich zum Überlebenselixier.
Musik, die aus meinem Zimmer durchs Haus dröhnt.
Musik, mit der ich mich auf dem Weg zur Schule betäube und vergeblich versuche, meinen allmorgendlichen Würge reiz zu unterdrücken.
Musik, die ich mir auf der Heimfahrt in der Straßenbahn in die

Ohren stecke, um den ewigen Lästereien der Fratzen zu entgehen.
Musik die ich so tief inhalierte, dass sie meinen ganzen Körper durchfließt und meiner Seele Flügel verleiht.
Musik, die in meinem Kopf entsteht und von dort, einfach nur für mich, auf Papier oder in mein Instrument fließt.
Musik, mein ganz persönlichen Mutmacher und Überlebenshelfer.

Leider finde ich noch einen weiteren schrecklichen Gedanken von damals in meinen Tagebüchern. Aber durch seine Schrecklichkeit geht kein Stück seiner nachvollziehbaren Logik verloren.
In meinen Tagebüchern überlege ich mir, was wohl passieren würde, wenn die Fratzen mir einmal, nur einmal, körperlich **so** zusetzen würden, dass es nicht mehr zu übersehen wäre.
Natürlich habe ich auch die eine oder andere Rauferei, aber außer ein paar blauer Flecken und ein paar ausgerissenen Haarbüscheln kann ich mich an keine großen körperlichen Verletzungen erinnern.

„Aber genau das ist das Problem<, überlege ich mir. >Wenn die mir doch einmal einen Arm oder ein Bein brechen würden oder mir eine blutige Platzwunde in den Kopf hauen. Alle würden es sehen.
Ich müsste zum Arzt gehen und der würde fragen, wer war das?
Vielleicht würden sie eine Anzeige wegen Körperverletzung bekommen und müssten zur Polizei!
Vielleicht gäbe es eine Gerichtsverhandlung.
Mit Richter, Ankläger, Verteidiger, Zeugen....!
Sie wären die Angeklagten und meine Wunden der Beweis!

**ENDLICH KÖNNTE DIE GANZE WELT SEHEN, WAS DIE MIT MIR MACHEN!**
Alle wären entsetzt, alle würden verstehen – und die Schuldigen müssten dafür endlich mal Konsequenzen tragen."

Es geht mir bei diesem Gedanken nicht um Rache oder Bloßstellung.
Ich will nicht Gleiches mit Gleichem vergelten.
Es geht mir damals schon um Verständnis und den tiefen, unstillbaren Wunsch, dass dieses grausige Mobben endlich aufhört!
Dafür hätte ich damals einen gebrochenen Arm gerne in Kauf genommen.

Als ich alle meine Tagebücher durchforstet habe, lege ich sie wieder in den Schrank zurück.
Der ungeschönte Blick in meine Seele macht mich traurig.
Aber ich bin dankbar für dieses Fenster, durch das ich nun viel klarer in die Vergangenheit schauen kann.

Noch einmal wird mir bewusst, dass nicht nur ich, sondern meine ganze Familie unter diesem Terror gelitten hat.
Aber nicht nur dort finde ich Verständnis.

Ich lese auch von Leidensgenossen in der Klasse. Ja, ich bin nicht das einzige Mobbingopfer.
Doch diese Tatsache, macht meine Situation nicht besser- sondern eher schlimmer...

## Geteiltes Leid- halbes Leid!?

An den Tag in der 5. Klasse, als Alfred zu uns kommt erinnere ich mich, was wäre es gestern gewesen!
Ich zögere, als ich ihn in der hinteren Reihe erblicke.
>*DER NEUE!*
*Was mache ich?*
*Hingehen, mutig sein und mich vorstellen?*
*Oder lohnt sich das gar nicht, weil die anderen ihm längst erzählt haben, dass* **ich** *hier diejenige bin, die von alle gemobbt wird!*
*Aber wenn ich doch eine Gelegenheit habe, zu beweisen, wie ich wirklich bin, bevor sie ihm diese giftige Injektion verpassen, wenn ich schneller sein möchte als die Fratzen, dann jetzt!*
*Vielleicht gibt es ja dann in Zukunft einen, der zu mir hält!* <
Ich stelle meinen Ranzen ab und gehe zu ihm nach hinten. Ich will ihm gerade meine Hand hinstrecken und „Hallo", sagen, da erst bemerke ich, dass er sich von den anderen längst viel zu bedrängt fühlt.
Er zittert und stottert in breitem schwäbisch: „Nein, nein, bitte nicht! Ist gut,...ja ich bin der Neue, ...ja ich heiße Alfred...! Aber bitte, bitte lasst mich in Ruhe! ...Nein, nicht anfassen bitteee! ....".
Nervös knetet er seine Hände und versucht sich Raum zu verschaffen, indem er Rücklings auf die Wand zuläuft. Dann steht er in der Ecke- mit dem Rücken zur Wand, wie ein armes, gejagtes Tier kurz bevor die Hunde es zerfleischen.
Ich betrachte dieses schaurige Schauspiel schockiert, mitleidig und stumm, denn mir wird schlagartig klar, dass es in dieser Klasse von heute an 2 Mobbingopfer geben wird! >*Armer Junge,* < denke ich, während ich mich zu meinem Platz stehle,

>*wo auch immer du her kommst, was auch immer du schon erlebt hast und was auch immer mit dir los ist: HIER wartet die Hölle auf dich! Diese Fratzen zerfleischen dich! Willkommen in der Hölle - Leidensbruder!*<

Natürlich kommt mir öfter der Gedanke, ich könnte mich mit ihm verbünden, denn gemeinsam wären wir stärker. Aber leider gilt sein Drang nach viel Abstand auch mir, und ich akzeptiere das. Denn jeder und alles, was ihm zu nahe kommt, empfindet er offensichtlich als Bedrohung und jede Berührung als Qual.

Ich muss zugeben, dass ich manchmal erleichtert bemerke, wie die Fratzen auf den anderen Nörd einhacken. Aber ich weiß auch, dass mir diese traurige Tatsche nur eine kurze Verschnaufpause verschafft.

Doch gelichzeitig schnürt es mir die Kehle zu, wenn ich sehe, wie sie ihn Scheinheilig in den Arm nehmen dabei fast zerdrückten und ihm ins Ohr grölten.

Diesem Jungen, der Panikattaken bekommt, wenn man sich ihm nähert.

Ich höre ihr Lachen noch heute, sehe ihre grinsenden Fratzen und erkenne pure Verzweiflung in seinem Gesicht. Wie könnte ich da meine kurze „Verschnaufpause" **wirklich genießen**?!?!

Auch als Arne in der 9 Klasse zu uns kommt, ändert sich nichts an dieser Situation.

Sein von Akne übersätes Gesicht, macht ihn von der ersten Sekunde an ebenfalls zur Zielscheibe.

Ein weiterer Leidensgenosse, ein paar weitere, kleine Verschnaufpausen für mich, ein weiteres bedauernswertes Opfer.

Mit ihm habe ich versucht, mich zu verbünden. Seine Antwort war klar, logisch und sicherlich nicht ganz falsch:
„…wenn ich mit dir abhänge, dann machen sie mich ja ständig nur noch fertig!"

Auch die unzähligen Male, die meine Mutter hilflos und auswegsuchend mit Lehrern und Eltern spricht, wie sie mit mir kämpft und mit mir scheitert, wie sie irgendwann nicht mehr eingreift, weil ich hoffe, das könnte meine Situation verbessern, all das geteilte Leid macht es mir doch manchmal nur noch schwerer.

Ich sehe meine Mutter nach dem Werkunterricht weinend vor meiner Lehrerin stehen: „…Ja wissen sie, für sie war das **nur heute, ein** Vorfall! Wir haben diesen Terror jeden Tag!! …"
Mein Schmerz ist ihr Schmerz und ihr Schmerz treibt mir heute noch die Tränen in die Augen.
Nein, solche Momente machen die Situation nicht erträglicher. Natürlich hilft mir ihr Trost und die Gewissheit, nicht ganz alleine auf mich gesel25 zu sein sondern Eltern zu haben, die mir beistehen, auch wenn ich die Kämpfe dieses Krieges letztendlich immer alleine ausfechten muss.
Doch genau so, wie es hilft und tröstet, so sehr zerreißt es mein Herz, wenn ich sehe, wie auch meine Mutter unter der ganzen Situation leidet.

In solchen Situationen scheint mir das geteilte Leid doppelt schwer.
Ich sehe und fühle das Leid der anderen Gejagten in meiner Welt.
Eines Tages aber wird mir bewusst, dass es noch viel mehr Opfer geben muss…

# Ein kleiner Trost für alle Geächteten

Ich bin zu Beginn dieser Pause schnell und heimlich in mein Versteck geflüchtet. Vom großen Pausenhof gehen ein paar Stufen zu einer Plattform hinauf. Es ist eine Dachterrasse, vielleicht 5x20 Meter groß und mit roten Hartgummimatten bedeckt. Wenn ich mich ganz an den Rand dieser Plattform stelle, bin ich von einer Mauer und Sträuchern verborgen und somit vom Schulhof aus nicht mehr zu sehen.
Wie so oft genieße ich es auch heute wieder, von hier in die Weite zu schauen und mir den Wind um die Nase und durch die Haare wehen zu lassen. Denn egal, ob heiß oder kalt, ob Regen oder Sonne, der Wind ist immer schon da.
Ich liebe es hier oben alleine zu sein..
Aber ich hasse die Einsamkeit.
Mein Blick schweift in die Ferne und ich denke:> *Wie viele Schulen gibt es wohl da draußen? Wie viele Kinder gehen auf diesen Schulen? Und wie vielen geht es wohl dort gerade genauso wie mir? Wie viele stehen jetzt gerade in ihrem Versteck? Vielleicht bläst auch ihnen gerade der Wind ins Gesicht. Aber Trost, die Kraft zum Weitermachen und Halt bringt er ihnen nicht.*
*Mir aber, mir bringt er Mut, Kraft und Halt. Ich habe so viele Dinge, so viele Menschen und meinen Glauben. Was, wenn diese Kinder nichts haben, was ihnen hilft? Und wenn ihnen niemand sagt, was sie zum Überleben brauchen?* <
Plötzlich habe ich das Gefühl, ich muss ihnen irgendwas...zurufen.
Wörter fügen sich in meinem Kopf zusammen, ich beginne zu singen und mit dem Wind zu tanzen.

Ich schreie all diesen armen Seelen die Zeilen entgegen, die mein Herz mir diktiert, auch wenn ich weiß, dass sie niemand hört.

„…Also lieber, guter, freundlicher Wind,
der mir Mut und Zuversicht in `s Gesicht weht,
nimm mein Lied mit und bring es zu jedem Kind,
das genau wie ich, jetzt alleine auf einem Pausenhof steht!"


An diesem Tag wird der Gedanke, anderen in einer Situation wie meiner beistehen zu wollen, in mir geboren und lässt mich nicht mehr los.
Ich selbst kämpfe mich durch diese 11 Jahre Hölle, bis sich der ersehnte Tag endlich nähert.

# Die letzten Tage

Während der Prüfungszeit habe ich über Wochen nachts immer wieder einen Traum:

Ich stehe vor der Schule an immer derselben Stelle.
Ich schaue in den Himmel und beginne abzuheben.
Dann aber höre ich ein Stimme die mich zischend warnt:
„*DU kannst doch gar nicht fliegen!!!*"
Ich bekomme Panik und stürze ab.

Mit weit aufgerissenen Augen, nasser Stirn und pochendem Herzen erwache ich.
Immer wieder ärgere ich mich darüber, so früh aufzuwachen, den Traum und dieses Gefühl des Fliegens nicht genießen zu können.
Also nehme ich mir vor, das nächste Mal ganz entschieden an diesem Traum festzuhalten. >*Ich werde mich im Traum daran erinnern, dass mir nichts passieren kann, weil ich ja nur träume.* <
Nach ein paar Anläufen gelingt es mir tatsächlich:

Ich schwebe vor dem Schulgebäude nach oben und will gerade losfliegen, da kommt die bekannte Panik in mir auf:
>*Ich habe doch keine Flügel!*
*Aber dann sage ich mir:*
Ach ist ja egal, ich brauche keine, ich träume ja nur! <
Nun höre ich wieder diese Stimme:
„ He du kannst doch gar nicht fliegen!"
„*So ein Quatsch! Sei still! Du siehst doch, dass ich fliegen kann! Schau, ich fliiiiieeeege...!* " sage ich und fliege davon.
Erst betrachte ich die einzelnen Gebäude der Schule von oben.

Dann werde ich mutiger und fliege über die Grenzen des Grundstücks hinaus.
Ich fliege über Wiesen, Felder, Berge und Meere.
Ich fliege über bekannte und unbekannte Orte, bis ich schließlich friedlich aufwache.

So schaffe ich es, nachts der Zukunft entgegen zu fliegen. Und wenn ich heute an einen neuen Ort komme, glaube ich manchmal, ihn aus diesen Träumen wiederzuerkennen.

Die Prüfungen selber verliefen leider nicht alle ganz so traumhaft...

# Die Prüfungen

Die Prüfungen verlaufen, nun ja, wie Prüfungen halt mal so sind.
Durch die mündliche Geschichtsprüfung stottere ich mich vor Aufregung mehr oder minder gut durch.
Im Werken habe ich einen guten Hocker geschreinert.
In Englisch gebe ich mein Bestes, was zu guter Letzt immerhin nicht mein Schlechtestes ist.
In Mathe jage ich jeden noch so kleinen Punkt. Zum Glück sind es am Ende genügend.
In Deutsch aber bekomme ich die beste Note meines Lebens, mit einer 1 vor dem Komma. Und das trotz meiner fehlerhaften Rechtschreibung, denn das behandelte Thema kommt mir sehr entgegen.
Wir bearbeiten das Buch „Andorra" .
Die Prüfungsaufgabe lautet:
Die Mutter eines zu Unrecht verurteilten und hingerichteten Jungen soll einen Brief an den Pater schreiben. An den Mann, der die Unschuld ihres Sohn hätte bezeugen können, wenn er nicht zu feige dazu gewesen wäre.
Diese Frau hat alles verloren, was ihrem Leben Sinn gab: Ihr Sohn hingerichtet, ihr Mann, der sich daraufhin das Leben nimmt und die Tochter, die in eine psychiatrisch Klinik eingeliefert wurde.

Dieses ganze Unheil wäre der Frau erspart geblieben, wenn der Pater nur einmal den Mund aufgemacht hätte....
Die Mutter kann nicht mehr in Andorra bleiben und schreibt dem Pater also einen Abschiedsbrief.

Ich kann mich so gut in diese Frau hineinversetzen.
In ihre Verzweiflung, über all das Geschehene.
In ihre Trauer, um die geliebten Menschen.
Und in ihre Wut auf den Pater.

Die letzten Sätze „meines" Briefes der streng gläubigen Frau lauten:
„Ich bete für uns beide.
Für Sie bete ich, dass Gott Ihnen Ihr Schweigen vergibt!
Und für mich bete ich, dass Gott mir vergibt, dass ich Ihnen nicht vergeben kann!"

Wäre ich nicht gerade dabei, 11 Jahren Hölle den Rücken zu kehren, hätte ich diesen Schlusssatz bestimmt nicht so formulieren können.

Und dann, eines wahrhaft schönen Tages, ist der aller schönste Schultage.
Es ist der Tag, an dem der Lehrer alle Abschlussnoten verkündigt.
Mein Durchschnitt ist nicht überragend, aber ich bin damit zufrieden.
Ich verlasse das Klassenzimmer gleich danach, um mir auf der Toilette über die Tragweite des soeben Gehörten klar zu werden.
GESCHAFFT!
ENDLICH GESCHAFFT!
DIE HÖLLE IST ZU ENDE UND DAS LICHT AM ENDE DES TUNNELS ERREICHT.
ICH HABE GEWONNEN, ENDLICH HABE ICH ES GESCHAFFT!
ENDLICH IST ES VORBEI!
Auf dem Rückweg ins Klassenzimmer begegne ich Fred.

Er wundert sich über meine vergnügt tänzelnden Schritte. (Da ich den Realschulabschluss mache und er das Abi, sind wir inzwischen nicht mehr in derselben Klasse).
„Was ist denn mit dir los?", fragt er.
*„Wir haben unsere Abschlussnoten bekommen!"*
„Und was hast du?" Ich sage ihm die Noten und das Lachen in seinem Gesicht verzieht sich in Verwunderung. „Und darüber freust du dich SO?
Also sorry, ich meine ja nur, soo gut,...".
Ich falle ihm ins Wort und sehe ihm dabei so tief in die Augen wie in den ganzen 11 Jahren nicht:
*„Verstehst du nicht, Fred?*
*Ich habe bestanden!*
*Für mich ist diese Hölle hier endlich vorbei! Ich bin frei! Ich kann gehen- und muss nie mehr zurück!!!!!"*
„Oh, ach soo ja, das verst...".
Ich umarme ihn noch einmal und lasse ihn verblüfft auf dem Gang stehen.

An diesem Tag strahlt die Sonne vom blauen Himmel, als ich das Schulgebäude hinter mir lasse.
Zuerst gehe ich den langen geschlungenen Weg ganz langsam hinunter, auf den ich von meinem Versteck auf dem Pausenhof immer geschaut habe, bis zu der Stelle, an der ich im Traum losgeflogen bin.
Dann werde ich automatisch immer schneller und schneller und kann nicht mehr bremsen. Aber das will ich auch nicht. Mir scheint der Wind nähme mich mit, ich würde abheben... und fliegen.

Ich fliege mit dem Wind, der Sonne entgegen und lasse sie hinter mir, all die unzähligen Demütigungen, Tränen und

Kämpfe.
Manchmal drehe ich mich im Flug und sehe sie aus der Ferne, wie sie sich zusammenrotteten, die Schatten am Himmel...
Aber das alles ist mit einem Mal so weit hinter mir, und ich bin so frei, so erleichtert und will nie wieder hinsehen, mich nie wieder hineinfühlen, in diese Hölle.
So fliege ich durch mein Leben, mal höher, mal tiefer. Bis,...ja bis sie mich nach über 20 Jahren schließlich doch wieder einholen, die grellen Blitze und die Donnerschläge in der Nacht.
Die Hagelkörner aus heiterem Himmel und die scheußlich, grässlich- gehässigen Fratzen.

Ich entscheide mich, mich ihnen noch einmal zu stellen, noch einmal hinzusehen und mich noch einmal hin einzufühlen, in diese Mobbinghölle.

Dann aber, genau eine Woche nachdem ich im Zug sitze und mit dem Aufschreiben all dieser Erinnerungen beginne, passiert etwas Unglaubliches...

## Ein Klick - ein großer Schritt

Ich öffne, >noch mal eben schnell< gedankenverloren und routiniert mein E-Mail Postfach. Eine neue Mail nach der anderen erscheint auf dem Bildschirm.
Meine Augen beginnen sofort, die Mails nach „wichtig", „kenn ich" und „Spam" zu kategorisieren, als mir plötzlich der Atem stockt. Meine Hände werden feucht, mein Herz rast und ich merke, dass ich zittere.
>Ilona G. möchte mit dir befreundet sein<, lautet die Nachricht eines sozialen Netzwerkes.
„Ich kenne doch keine **Ilona G**!", murmle ich vor mich hin, doch bevor ich diesen Satz beende, schießt schon der nächste durch meinen Kopf.
„Doch, früher, in der Klasse - da war doch eine Ilona, aber, aber, aber…"
„Hör auf, dir so etwas einzubilden! Nur, weil du vor einer Woche angefangen hast, alles aufzuschreiben und seit Wochen nachts wach liegst, siehst du jetzt schon Gespenster!", beginne ich mir selbst zu widersprechen.
„Aber… der Nachname, doch der Nachname stimmt auch und… das Foto…, ich muss das Foto sehen."
Ich atme tief ein und öffne die Mail.
DAS IST SIE! DAS IST SIE WIRKLICH!
DA STEHT SIE,- DIE VERGANGENHEIT!
DIREKT IN MEINEM HAUS!
Während ich versuche, mir die schwitzenden Hände trocken zu reiben, wieder ruhig zu atmen und gefühlte Kilometer durch mein Wohnzimmer schwanke sortieren sich meine Gedanken nur langsam.
Jetzt ist es also soweit, *unvorbereitet, ungefragt, ungewollt*

und *unkontrollierbar*, werden die grässlichen Fratzen und alle grauen Schatten von damals wieder Realität!
Oder- doch nicht? Was heiß da > **Unvorbereitet!?**< Bin ich wirklich total unvorbereitet? Oder sollte ich durch das Schreiben im Zug vorbereitet werden?
Warum habe ich sonst genau vor einer Woche angefangen, alles aufzuschreiben, nach über 20 Jahren? Ist nicht genau JETZT der richtige Zeitpunkt dafür?
>**Ungefragt!?**< Das ist doch eine Frage! Und heute habe ich die Wahl, *ob* und *wie* ich sie beantworte.
Ich war mir durchaus bewusst, dass so etwas irgendwann passieren kann, als ich mich auf dieser Seite angemeldet habe, um mit meiner Freundin in Kontakt zu bleiben. Aber ich bin das Risiko eingegangen, weil ich nicht im ängstlichen Schatten der Vergangenheit leben möchte.
> *Ungewollt!?*<
Wirklich? Habe ich mir innerlich nicht gewünscht, dass so etwas passiert?
Ist das nicht ein Zeichen, dass ich auf dem richtigen Weg bin und zugleich eine Chance. Eine Chance, Antworten auf all die Fragen zu bekommen, die mich schon so lange quälen? Und vielleicht, ja wer weiß, vielleicht sogar darauf, ein „Entschuldigung" zu bekommen!?
Wenn ich mit einem „Bestätigen" dafür sorgen kann, dass der Himmel aufreißt, die Wolken anfangen sich aufzulösen und die Blitze langsam verblassen. Wenn das Prasseln des Regens und das Grollen des Donners dadurch verstummt, muss ich diese Chance dann nicht nützen?
> *Unkontrollierbar!?*<
Ich kann es doch jetzt sofort beenden. Noch bevor es richtig angefangen hat.
Aber was, wenn ich zustimme und sie sich wieder alle

zusammenrotten, diese Fratzen. Wenn sie wieder anfangen, mich zu Mobben – dieses Mal im Internet?!
Nun, sollte es so sein, kann ich diesem Terror heute doch ganz leicht mit nur einem einzigen Klick entkommen.
Oder?
So viele Chancen! Und so viel Angst.
>Springe und schwimme ich, oder bleibe ich im Regen stehen und warte, bis die Blitze mich zerfetzen? <

Ich gebe mir noch ein paar Tage Zeit, bis ich hineinspringe, in das tiefe, eiskalte- schwarze Wasser, auf dem der Wind meterhohe Wellen vor sich her peitscht.
JA, ich springe! Kopf über und voller Angst!
Denn ich weiß, auch wenn ich Literweise Wasser schlucken sollte, wieder nur enttäuscht, gemobbt und halb tot an Land gespült werden sollte:
Ich bin geliebt!
Ich bin getragen!!
Ich bin stärker!!!
Ich werde überleben!!!!

Einige Tage später möchte ich >noch schnell< etwas im Internet nachsehen, bevor ich meine kleine Tochter vom Mittagsschlaf wecke und den Großen vom Kindergarten hole. Meine Augen stöbern auf der Seite herum, als ich entdecke, dass Ilona gerade ebenfalls >on< ist. Da geschieht Folgendes:

    Sie schreibt: Hey !

Ich: Ja Hallo!

    Wie geht`s dir? Bist noch in unserer alten Heimat?

Ja, bin ich!
Ei das ist ja ein Ding!
Wie bist Du denn **hier** auf mich gekommen?
Mir geht es gut. Und Dir?
Bist du auch noch im Ländle?

    Ja, ich wohn` auch noch hier.
Danke, mir geht`s auch gut. :-)
Ich hab` mit Marie telefoniert, und wir sind auf die Leute von früher zu sprechen gekommen, und da hab` ich mal nach dir gesucht und hab dich gefunden - wie es aussieht :-)

Und was machst Du sonst so? Bist immer noch so eine Tierfreundin?!
Und wie geht`s Marie? Wo ist sie denn so unterwegs?

    Ja, hab` zwei Hunde (sind meine Babys) :-)
Marie wohnt in Frankfurt. Und ihr geht`s ganz gut soweit. Ich hab 12Jahre beim Bäcker gearbeitet, bis sie mich so gemobbt haben, dass ich krank geworden bin. Dann hab ich gekündigt und mach` jetzt endlich meine Ausbildung fertig.
Was machst du so?

Ach - scheiß Mobbing! Kenn` ich doch irgendwo her!!!!!
Also ich wohne hier mit meinem Mann, meinem Sohn (6 Jahre und
kommt im Sep. in die Schule) und meiner Tochter (2,5 Jahre)…
Damit hab` ich momentan genug zu tun.
Was für eine Ausbildung machst du denn?

    Ich mach die Ausbildung zur Einzelhandelskauffrau (hab` ja 12 Jahre in dem Job gearbeitet…

Schön zu hören, dass du Kinder hast.
Ich bin nicht verheiratet und hab auch keine Kinder, wird vielleicht noch:-)

Ah! Ich hätte ja jetzt auf Tierpflegerin getippt... ... Sag mal, hast du denn sonst noch Kontakt zu Leuten von früher?

Nee, ich hab hier im Netz zwar ein paar in der Freundesliste, aber Kontakt hab ich nur noch zu Marie. ... Du hast ja auch niemand von früher in der Freundesliste, hab ich gesehen.

NEIN! Wundert dich das?

Mich wundert´s, dass du mit mir schreibst...ich hatte ja Zweifel :-|

Warum?

Weil ich auch zu der Klasse gehört habe...

Und warum **wolltest du** mit mir schreiben?

Warum nicht? Es ist viel Zeit vergangen. Ich hab` viele Erinnerungen an früher – gute und auch weniger gute – schlechte.Unsere Klasse war keine wirklich gute Klasse, ich hab, wenn ich so recht nachdenke, mehr schlechte, als gute Erinnerungen.

Ja, es war keine „gute Klasse"!
Und es wird dich sicher nicht überraschen, aber nach wirklich guten Erinnerungen, müsste ich schon sehr tief graben. Naja, manchmal gab es versteckte kleine Lichtmomente. Und

du hast recht, es ist viel Zeit vergangen. Aber manche Dinge sind so tief und fest in die Seele eigeritzt, die kommen plötzlich wieder hoch, schneller als du mit dem Verstand reagieren kannst.
Ich hoffe, das war jetzt nicht zu verwirrend ausgedrückt! Ich gebe auch ehrlich zu, dass ich erst mal darüber schlafen musste, als ich die E-Mail von deiner Anfrage bekommen habe.
Aber...- vielleicht bin ich jetzt zu offen zu dir, aber so BIN ich eben,- genau eine Woche bevor die Mail kam, habe ich angefangen, die Bilder in meinem Kopf und die Gefühle dazu aufzuschreiben.
Warum, wieso, weshalb? Ich weiß es nicht, noch nicht, aber ich bin der Überzeugung, dass es richtig und wichtig ist!

Naja, man sagt ja, man schreibt sich etwas von der Seele...vielleicht ist das ganz gut, dass die Seele ein bisschen leichter wird. Tut bestimmt gut, ich hoff es jedenfalls für dich. Ist aber auch ein komischer Zufall, dass ich gerade jetzt nach dir gesucht hab-jetzt, da du angefangen hast, dir alles von der Seele zu schreiben, findest du nicht?

Ja, wenn es Zufälle gibt?!?!?

Vielleicht hilft dir das Schreiben mit mir hier ja auch. Kinder sind oft sehr grausam und es tut mir leid, wenn ich dir wehgetan habe.

Also, irgendwie bin ich gerade platt!
Von dir habe ich momentan kein genaues Bild im Kopf, aber ein „tut mir leid" zu hören, das ist echt... wow!
Wenn du mir wirklich helfen willst- kannst du mir eine Frage beantworten: WARUM? ...

Puh, keine Ahnung! Ich hab´ mich aus dem Ärgern, oder Mobben ja auch ziemlich rausgehalten, hab mich blöderweise manchmal mitreißen lassen, aber warum genau alle so scheiße zu DIR waren, kann ich nicht sagen,-ich weiß es nicht.

OK!

Ich denk` auch oft über solche Sachen nach…

Dann können wir ja noch ein bissel zusammen nachdenken, aber ich glaube auch, du hast dich meistens rausgehalten

Ich glaube, wenn Kinder andere Kinder mobben, kommt da eine Menge aus dem Elternhaus. Sie werden doch immer darauf getrimmt, besser, toller, größer und schöner zu sein.
Wenn sie das nicht sind, bekommen sie Stress und geben den weiter. Nur wenn du reich und erfolgreich bist oder deine Eltern es sind, gehörst du dazu. So war´s ja schlussendlich auch bei Leila und mir. Wir waren noch lange Jahre befreundet, aber ihrer Mutter war ich nie gut genug. Das hat sie Leila so lange eingeimpft, bis sie es nun wohl auch so sieht.
Jetzt gratuliert sie mir nicht mal mehr zum Geburtstag…

Damit hast du bestimmt recht!
Fällt dir denn eine konkrete Geschichte zu meiner Situation ein?

Ich habe eigentlich kaum noch konkrete Erinnerungen, aber vor Kurzem ist mir tatsächlich etwas eingefallen. Wir hatten Gartenbau. Ulf, Du und ich mussten hinter der

Brombeerhecke irgendwas machen (frag mich nicht, was!) Du hast an den Nägeln geknabbert und der Ulf war ganz entrüstet und hat zu dir gesagt: „Guck mal der Ilona ihre Nägel an, die sehen jetzt ganz schön aus," – ich hab doch auch geknabbert, konnte es mir dann aber abgewöhnen.

Ist ja wirklich komisch, dass du dich gerade an diese Szene erinnerst.

Daran kann ich mich nicht mehr erinnern. Aber ich denke: Natürlich habe ich es damals nicht geschafft, mit dem Nägelkauen aufzuhören, war es doch ein Zeichen, wie sehr das Mobbing an meiner Seele nagte...

Tja, aber weißt du, dich haben sie geärgert und gehänselt- gemobbt, zu mir waren sie "gar nicht". Ich mein damit, dass ich nie viel mit den meisten Leuten aus der Klasse zu tun hatte...Wann bist du aus der Schule gegangen?

Ich bin nach dem Realschulabschluss1997 abgegangen! Du sorry, aber ich muss jetzt meinen Sohn abholen. Vielleicht bis
nachher oder morgen?

Okay, bin jeden Tag >on<. Bis demnächst. Ich hoffe, ich hab dir jetzt nicht den Tag verdorben.

( ....Einige Zeit später...)

Ich: Huhu, bin wieder zu Hause!
„Tag verdorben", nein! Im Gegenteil! Denn wie gesagt, die Vergangenheit beschäftigt mich zur Zeit sowieso...

Warum beschäftigt dich die Vergangenheit gerade jetzt? Weil dein Sohn auch in die Schule kommt?

Ja, dass vermute ich auch! ...

Sag mal, warum hat dich deine Mama eigentlich nicht auf eine andere Schule geschickt? Ich meine...gut ging es dir in der Klasse ja nicht!

Auch eine gute Frage.
Ich glaube, ich wollte es nicht- nicht wirklich. Ich war schon immer eine Kämpferin.
Anders gesagt: Ich habe ganz sicher viele Schlachten verloren, aber den Krieg letzten Endes gewonnen, als ich hoch erhobenen Hauptes MIT ABSCHLUSS aus der Schule ging. Und nicht, weil ich mich habe rausmobben lassen. Irgendwann habe ich mir das zum Ziel gesetzt

Ja, ich find` gut, dass du nicht abgehauen bist! Aber ich glaub`, die Nerven sind zwar sehr strapazierbar, aber irgendwann kann man sie nicht mehr reparieren. Meine Nerven sind jedenfalls sehr in Mitleidenschaft gezogen -noch immer - und ich denk`, dann sollte man drauf schei..., wie man dasteht, ob als Feigling oder sonstiges. Man muss immer auf sich aufpassen, speziell in dieser Welt, wo sich immer jeder selbst der Nächste ist.

Das stimmt!
Aber abhauen wollte ich nicht. Ich wollte den Krieg damals gewinnen, weil ich wusste, ich brauche den Abschluss und die ärgern sich dann am meisten, wenn sie es nicht geschafft haben, mich vollkommen fertig zu machen.

Für die war es doch am schlimmsten, wenn sie mich fröhlich gesehen haben! Glaubst du nicht auch?

Ja, irgendwie stimmt das schon.
Aber ich hätt` das, glaub` trotzdem nicht durchgehalten!
Gleichzeitig habe ich mir geschworen, dass ich nie wieder zulassen werde, dass mich jemand so behandelt.
Ich habe mir geschworen: Wenn mir so was noch mal passiert, nehme ich
mein Zeug und gehe.
Deshalb nehme ich mir bis heute die Freiheit, in solchen Situationen zu gehen!
Auf der Berufsschule gab es z.B. so eine Begebenheit: Ich saß plötzlich da
und dachte, >Warum jetzt schon wieder alle gegen mich? < Eigentlich verstand ich mich gut mit allen und für die anderen war diese Situation wahrscheinlich vollkommen harmlos. Aber ich habe es gemacht, ich habe einfach mein Zeug eingepackt und bin gegangen. Und ich habe es bis heute nicht bereut. Aus genau diesem einfachen Grund: **Ich habe mein Versprechen an mich selbst gehalten.**
Daher kann ich deinen Entschluss, aus der Bäckerei zu gehen, auch wenn
das feige aussehen mag, sehr gut verstehen.
Ein weiterer Grund, warum ich geblieben bin, war wahrscheinlich die Angst, dass es mir auf einer anderen Schule genau so geht.
Und wenn man mit so einer Angst schon woanders hin kommt, ist es da nicht vorprogrammiert, das man wieder zum Opfer wird?!                                                    …
Mensch, du hast nun in ein paar Stunden schon so viele Dinge

bestätigt und Fragen beantwortet, die mich seit Jahrzehnten quälen!!! Das hat echt... nun, mir fehlen irgendwie die richtigen Worte. Es ist natürlich sehr positiv...

Wie gesagt...es ist viel Zeit vergangen, und Menschen ändern sich...wenn auch nicht alle. Und ganz sicher sehr wenige aus unserer alten Kasse.

Was mich aber noch interessieren würde: Was hast du mit Marie über mich gesprochen, das dich dazu bewogen hat, mich zu suchen und Kontakt zu mir aufzunehmen?
Also ich bin echt die Letzte, die lästern oder dich ausquetschen möchte über Dinge, die mich nichts angehen, aber . ... Naja, vielleicht verstehst du, wie ich das meine...!

Hallo???? Klar versteh` ich das. Du bist misstrauisch und ich wollte auch wissen, warum jemand mich anschreibt, von dem ich Jahre nichts gehört habe, und wenn derjenige auch noch mit einem anderen Menschen über mich redet... klar wollte ich das wissen:-).
Wir haben nichts Besonderes über dich gesprochen, Marie hat eigentlich eher den Anfang gemacht. Sie hat gefragt, ob ich weiß, was mit dir ist und dann hab ich gedacht, ich guck` mal hier nach dir.

Ok, dann ist ja gut, wenn du verstehst.
Wobei mich die Beweggründe ihrer Frage schon interessieren würden.
Aber vielleicht kontaktiert sie mich ja selbst noch, dann kann ich sie fragen...(Ende dieser ersten Unterhaltung.)

Da ist sie also, die Vergangenheit – in der Gegenwart! Ganz real- und nicht mehr nur in meinem Kopf.

Aber mein Mut hat sich gelohnt.
Ilona hat mir viele Fragen beantwortet, Vermutungen bestätigt und mich auch an die erinnert, die manchmal über ihren Schatten gesprungen sind...

Und dann entdecke ich in weiteren Erinnerungen winzig kleine, strahlende Sternchen die durch die schwarze Wolkendecke funkeln.

## Freunde - zwischen Fratzen

Marie! Meine Marie!
Wie viele Stunden wir mit einander spielen, lachen, weinen, gegen die Fratzen und Lehrer kämpfen, uns streiten und versöhnen... ich weiß es nicht!
Aber ich erinnere mich, wie sie auf ihren Kindergeburtstagen tapfer versucht zu mir zu stehen, wenn die Fratzen mich ärgern.
Ich sehe ihr Gesicht in zahlreichen Erinnerungen im Schein der Blitze am Rand aufleuchten. Ich erkenne sie immer wieder an meiner Seite, während die anderen an ihr zerren. Dieses kleine Mädchen, das einer Seiltänzerin gleich auf einem Hochseil über die Arena balanciert und verzweifelt ihr Gleichgewicht halten will. Das Gleichgewicht zwischen dem Gefühl zu mir zu halten und doch von den anderen angezogen zu sein.
Aber plötzlich sehe ich sie nicht mehr.
Plötzlich bin ich allein.
Die Erinnerung an ihr Gesicht hinterlässt eine enttäuschte, verratene und verletzte Seele. Aber warum? Was ist nur passiert?
Ich sehe es nicht!
Noch nicht!
Aber vielleicht,...finde ich ja auch darauf noch eine Antwort, auf dieser *schriftlichen Reise.*

    Dann sehe ich Janina vor mir stehen. Sie kommt in der 6. Klasse zu uns. Welchem >Zufall< ich es verdanke, weiß ich nicht.
Von Anfang an ist sie freundlich zu mir und behandelt mich wie einen Menschen. Nachdem sie ein paar Wochen bei uns an

der Schule ist, haben wir eines Tages wenige Minuten ohne all die anderen.
Natürlich hat sie längst bemerkt, wie die anderen mit mir umgehen.
„Sag mal warum sind die anderen eigentlich so zu dir?", beginnt sie unser Gespräch.
*„Ich weiß es nicht! Aber das ist schon seit der ersten Klasse so.*
*Ich dachte, vielleicht weißt du es, haben sie es dir denn nicht gesagt?"*
„Nein. Aber du sollst wissen, ich mag dich und werde dich nicht fertig machen."
Ich lächle.
„Aber", fährt sie nach einer längeren Pause fort „erwarte bitte nicht, dass ich mich zwischen dir und meinen anderen Freundinnen entscheide.
Das kann ich nicht...ich kenne deine Situation nämlich. ...In meiner alten Klasse gab es ein Mädchen, der erging es so wie dir. Ich habe mich auf ihre Seite gestellt und ihr geholfen. Immer wieder...Dann haben die anderen irgendwann angefangen **mich** zu ärgern...Aber sie hat mir nicht geholfen. Sie hat mitgemacht...Damit war ich also die Dumme...!"
*„Das tut mir leid für dich!"* sage ich entsetzt.
*„Wie konnte sie dich nur im Stich lassen?! ...Aber du brauchst dir keine Sorgen zu machen. Die werden nie aufhören, mich fertig zu machen!*
*Und ich würde ganz sicher nicht mitmachen, wenn...!"*
„Das glaub` ich dir! Aber..."
*„Ist schon gut. ICH werde dich nicht drängen, dich zu entscheiden"* beruhige ich sie.
*„Allerdings bezweifle ich, dass die anderen akzeptieren werden, dass du auch mit mir befreundet bist. ... Du wärst*

*nicht die erste, die mich fallen lässt...!"*
„Das werden sie nicht schaffen, versprochen", versichert sie mir lächelnd.

Ich betrachte diesen hellen Stern Janina genauer und sehe Bilder, in denen sie für mich einsteht ...

## Purer Spaß!?! (7. Klasse)

Wir befinden uns nach dem Sport im Umkleideraum.
Diesmal sind auch alle anderen Mädchen da.
Aber ich hasse es, mich vor all den Fratzen umzuziehen.
Ich hasse es, wenn sie mich von der Seite angaffen, ihre Köpfe zusammenstecken, tuscheln und dann in hämisches Gelächter ausbrechen.
Wie immer versuche ich mich so versteckt wie möglich umzuziehen, aber dann trifft mich ein Augenpaar direkt von vorn und mustert mich mit einem teuflischen Blick: „IHHH! Schaut mal! DIE hat aber fette Oberschenkel!!!", kreischt es nach ein paar Sekunden.
Während ich versuche, mir meine Hose im Rekordtempo überzuziehen, spüre ich sämtliche Blicke auf meinem Körper!
Alle gaffen und lachen und tuscheln.
Ich stehe da, nackt, bloß und allein!

Aber dann spüre ich ihn, den wohltuenden Hauch von Wärme in diesem Orkan.
Ich sehe ihn, den Stern am Gewitterhimmel. Ich höre sie, die **eine** Stimme in all dem Donnergetöse: „Also, ich finde nicht, dass Katharina dicke Oberschenkel hat!" sagt Janina während sie sich kopfschüttelnd vor mich stellt und ebenfalls von oben bis unten mustert. Dabei zwinkert sie mir aufmunternd zu. Dann geht sie zu ihren Sachen zurück und zieht sich an.

Wenige Augenblicke später schleicht sich die Fratze hinüber und flüstert ihr etwas ins Ohr.
„…Das finde ich aber echt doof von dir!", sagt Janinas sonst so zarte Stimme verächtlich woraufhin sich die Fratze beleidigt zurückzieht.

Als wir die Umkleide verlassen besiegt meine Neugierde die Angst, und ich frage meine Freundin mit pochendem Herzen: *„Was hat sie dir vorhin ins Ohr geflüstert?"*
„Sie hat gesagt: Ich **finde DIE in Wirklichkeit ja auch nicht dick!**
**Aber es macht sooo Spaß DIE zu ärgern!!!"**

Mir ist heiß und kalt zu gleich.
Alles um mich dreht sich und die Welt bleibt stehen. Ich bin erschüttert und doch gleichzeitig um Tonnen leichter:
>*Das ist also die Antwort?!*
*Nur Spaß?!*
*Sie finden mich nicht wirklich doof! Nicht wirklich eklig! Nicht wirklich fett!*
*Habe ich den Hass der ganzen Fratzen also gar nicht verdient?*
*Bin ich womöglich nur ein zufälliges Opfer ihres menschenverachtenden Hasses?*
*Nur Spaß?! Ich kann mir nicht helfen, ich erkenne keinen Spaß darin, einen anderen Menschen zu mobben!* <

Janina legt ihren Arm um mich, und wir schlendern zum nächsten Unterrichtsraum.

Ein weiteres Bild von diesem Fels in der Brandung zeigt, wie ruhig, aber beharrlich Janina manchmal für mich einschreitet.

## Mitten drin - zu zweit - allein

Wieder einmal Schullandheim.
Ich sitze allein auf meinem Bett in dem fremden Zimmer.
Die anderen sitzen alle zusammen auf der oberen Etage der zusammengeschobenen Stockbetten. Sie quatschen, naschen und lachen. Alle - außer mir.
Irgendwann finden mich Janinas Blicke und sie fragt: „Was machst du da unten allein? Komm doch auch hoch!"
„ *Ich würde ja, aber die lassen mich doch nicht!"*, antworte ich ihr traurig quer durch den Raum.
„He, seid mal alle kurz ruhig! Schaut mal, Katharina sitzt da ganz allein! Sie darf ja wohl auch hoch, gell?!!!!"
„IIIII! NEEE" „Also auf mein Bett nicht!" „Auf meines auch nicht!", sind sich die Fratzen schnell einig.

„He! Wie mies seid ihr denn? Doch, kommt schon! EIIII BITTE!"
„NEIN!"
„Dann will ich auch nicht mehr mit euch hier oben sitzen. Dann geh ich zu ihr runter…"

Janina diskutiert endlos mit den Fratzen.
Was für ein bizarres Schauspiel:
Zahlreiche Ankläger und Richter zugleich.
**Eine** Anwältin die **für** mich spricht.
Ich, die Beschuldigte ohne Tatvorwurf sitze mittendrin und doch wie eine Aussätzige an den Rand gedrängt und in die Verbannung verjagt.

Zum Schluss erstreitet Janina für mich eine Position, die Beweist: ich bin keinesfalls aufgenommen oder gar akzeptiert, sondern höchstens für begrenzte Zeit geduldet:

Ich bekomme ein kleines Eckchen am Bettrand zugewiesen, gerade groß genug für meinen Hintern: Meine Beine muss ich nach unten hängen lassen!

So sehr sich Janina auch all die Jahre immer wieder bemüht, an dieser Situation ändert sich nichts.
Doch sie hört mit dem Spagat zwischen mir und den andern nie auf.
Sie steht mir immer wieder bei, mal laut - mal ganz leise.
Sie ist so zerrissen zwischen zwei Fronten und doch an meiner Seite.

Erst als sich die Klasse in „Realschulabschluss" und „Abiturklasse" trennt, verlieren wir uns irgendwie aus den Augen.

Auf diese eine Freundschaftsanfrage im sozialen Netzwerk von Ilona folgen zahlreiche andere von Leuten aus meiner ehemaligen Klasse.
Bei jeder Einzelnen schicke ich erst mal eine Nachricht:
„…Vielleicht hast du ja andere Erinnerungen an die Zeit damals als ich.
Warum möchtest du Kontakt zu mir? … "

Von manchen kommt keine Antwort. Ok, keine Antwort - kein Kontakt. Damit kann ich leben.
Aber von anderen bekomme ich Antworten   …

# Durch andere Augen

**Antonia schreibt:**
„…Ich muss ehrlich sagen, dass ich Dir lange keine Anfrage geschickt habe, da ich schon dachte, dass Du vielleicht nichts mit Deinen ehemaligen Klassenkameraden zu tun haben willst. Und ich dachte, wenn Du es doch möchtest, würdest Du Dich melden.
Irgendwann dachte ich dann aber, verdammt das ist Schwachsinn, wir sind inzwischen erwachsen, und außerdem meine ich, dass wir beide ja nicht gerade ein schlechtes Verhältnis hatten.
Also, wie gesagt, ich verstehe es, wenn Du keine Freundschaftsanfragen annimmst, und ich kann mich auch noch an Deine Situation in der Klasse erinnern. Sicher war die Schulzeit nicht schön für Dich, und das tut mir auch leid. Jetzt ist es an Dir, ich würde mich jedenfalls freuen, wieder etwas von Dir zu hören…"

Diese lieben Worte von Antonia nehmen mir erneut so viel Last von den Schultern!
>Es tut ihr Leid! Eine Entschuldigung! <
Dieser Zuspruch nach all diesen Jahren tut mir so gut!

    Das reißt den Himmel auf,
an so einem kalten, grauen, müden Morgen.

    Das verleiht meiner Seele neu Flügel,
die so lang gebrochen im Staub gelegen.

    Das lässt mein Herz laut singen,
das viel zu lange viel zu leise schlug.

Das jagt so viel Leben in meinen Körper,
der matt und schlaff und müde scheint.

Das verwandelt mein Meer aus tausend Tränen,
in Millionen, kleiner Regenbögen.

Ich schreibe ihr, dass ich manchmal schon fast an der Heftigkeit meiner Erinnerungen zweifle.
„War es denn alles wirklich so schlimm?" frage ich mich, „oder bilde ich mir das nur ein?"
Und natürlich stelle ich auch ihr die Frage aller Fragen: „WARUM?"

Darauf antwortet sie mir: „…Wieso das so war, daran kann ich mich, ehrlich gesagt, gar nicht mehr erinnern, aber mich betraf es ja auch nicht.
Und nein, Du bildest Dir das sicher nicht ein…
…Ich hoffe jedenfalls dass es Dir jetzt nicht mehr so sehr zu schaffen macht."

Bei aller Erleichterung, aller Bestätigung und aller Freundlichkeit, die in ihren Worten liegt, stolpere ich aber doch über eine ihrer Wortzeile:
„…mich betraf es ja auch nicht…!"
Ich weiß ja, was sie meint und kann es ihr überhaupt nicht übel nehmen!
Ja, sie hat mich nicht angegriffen, nicht gequält, nicht gemobbt.
Nicht aktiv zumindest.
Aber, oh doch, meine liebe Antonia!
Es betraf dich, genau wie jeden Einzelnen in unserer Klasse!
Jeden, der sich, wie du oft im Hintergrund gehalten hat.
Es betrifft jeden, der zugeschaut und doch weggesehen hat.

Jeden, der meine verzweifelten Schreie gehört und ihre miesen Flüsterreien überhört hat.
Jeden, der stumm mit dem Mob mitgelaufen ist, statt mir zu helfen.
Denn: Nur weil die stummen Beobachter ihre Rolle so perfekt spielen, funktioniert das System Mobbing überhaupt!
Das wurde auch mir vor ein paar Monaten bei einer Fernsehreportage über Mobbing bewusst.
So unschuldig die Mitläufer am Rand auch scheinen, sie sind die entscheidenden Figuren in diesem miesen Spiel. Wenn sie mitziehen, quälen die Anführer munter weiter. Würden sie aber alle ihre Stimme erheben und eingreifen, würden sich diese Fratzen ganz schnell, stumm und feige in ihr Schneckenhaus zurückziehen.

Es vergehen einige Monate, bis auch von Fred eine Kontaktanfrage kommt…

**Fred schreibt:**
„Leider hab' ich selbst nicht viele Erinnerungen an die Zeit. Woran ich mich in Bezug auf Dich erinnern kann, ist ein Vorkommnis (in der ersten Klasse oder so) in Englisch. Unsere Lehrerin war mal wieder überfordert (wie so oft), weil wir ständig aufs Klo mussten. Dann hat sie irgendwann gesagt, dass niemand mehr zur Toilette darf.
Du hattest dann den Mut, in die Hose zu machen. Gedankt hat es Dir damals aber niemand…"

Oh man! Mir wird heiß und kalt, als ich das lese. > Ob ich der Lehrerin damals wirklich eins auswischen wollte, oder ob ich einfach nicht mehr an mich halten konnte..? Ist ja auch egal, Ich war ein Kind, das ein dringendes, menschliches Bedürfnis hatte. Und das wurde mir verwehrt. <
Dann aber weicht meine Peinlichkeit der Wut über so viel Unverständnis und Unfähigkeit. Zumal es dieselbe Lehrerin war, die mir Jahre später eine Ohrfeige mit dem Heft verpasst hat.

Wenige Minuten später reißt mich Freds Frage aus diesen Gedanken:
„...woran in Bezug auf mich erinnerst Du Dich? ..."
Ich maile ihm meinen Text vom „Feigen Weggenossen".
Darauf antwortet er: „Hab's gelesen. Wow.... Es ist doch immer wieder erstaunlich: wie wenig ich noch von der Zeit weiß, wie es ist, Kind zu sein, wie ich damals auf andere gewirkt habe, was uns beschäftigt hat, wie ähnlich wir heute dem Menschen, der wir damals waren, sind und doch so anders... Hast Du noch mehr? Bezüglich des ganzen Lebens damals?...
Und, ach ja... Rückblickend weiß ich: Es ist nicht ein offen gelebter Glaube, der jemandem zum Mobbing-Opfer macht. Es ist nicht irgendwas, wo man sich offen von anderen unterscheidet. Es ist der Teufelskreis aus Selbstwertgefühl, Selbstvertrauen und der Suche nach Bestätigung für das Selbstvertrauen. Wer Selbstvertrauen hat, strahlt dieses auch aus. Wer es ausstrahlt, bekommt Bestätigung. Und das steigert das Selbstvertrauen. Leider habe ich das selbst erst viel zu spät gelernt."
Ich verstehe, was er meint und weiß doch, dass dies nur eine Seite der Medaille ist. Und mich interessiert noch etwas ganz

anderes:

„Ja das mit dem Selbstvertrauen und Selbstbewusstsein ist sicher richtig. Auch wenn ich es etwas kompliziert ausgedrückt finde, glaube ich, verstanden zu haben, was du meinst. Ich denke, ich bin gerade dabei, mir selbst mehr davon anzueignen.
Das mit dem Mobbing ist aber noch ein viel größerer Teufelskreis...
Glaubst Du eigentlich, Du wärst heute "mutiger"?
Oder wärst du es gerne, aber glaubst nicht, dass du es könntest? ...
„Ob ich heute mutiger wäre, ist eine schwierige Frage. Also, jetzt stelle ich mich oft auch mal gegen eine Mehrheitsmeinung, wenn ich von etwas überzeugt bin. Aber ich kenne gleichzeitig auch die Grenze, wann genau das nicht opportun ist, " lautet seine Diplomatische Antwort.

„Ja, auch Diplomatie muss gelernt sein, "schreibe ich schmunzelnd " und darin war ich nie gut.
Auch wenn ich mich seit damals darin verbessert habe, ich komme immer wieder an Punkte in meinem Leben, an denen ich denke: Ich muss jetzt sagen, was ich denke und tun, was ich für richtig halte, auch wenn ich damit anecke.. Denn auch das hat sein Gutes!!! Auch wenn es nicht immer leicht ist ...!"

Fred`s Erinnerung führt mir ein weiteres Mal vor Augen: Konsequent bin ich damals schon gewesen.
Auch wenn ich früh erfuhr, dass es mir nicht immer gedankt wird, bin ich es doch bis heute geblieben!
„Ist das, vor allem in diesem speziellen Fall, gut oder nur peinlich?"frage ich mich selbst immer wieder.

Als ich einer Freundin ein paar Tage nach diesem Chat von Freds Erinnerung erzähle, antwortet sie mir:
„Ich habe mich einmal nicht getraut, im Unterricht zu sagen, dass ich aufs Klo muss...! Bis es dann zu spät war! ..."


Irgendwann, kommt dann auch die Anfrage von Marie...

**Gespräche mit Marie:**
Trotz der Jahrzehnte und der einen bohrenden Frage, was damals passiert ist, dass sie, meine Freundin, mich im Stich gelassen hat, ist der Schriftwechsel mit Marie schon nach wenigen Sätzen so, als hätten wir erst gestern noch miteinander geredet.

Sie schreibt: „…Bei einem Ausflug in der ersten Klasse bist du vor mir gelaufen. Dann haben zwei Mädchen angefangen dich zu ärgern!
Das fand ich doof und ungerecht! **„Hört damit auf, hab ich zu ihnen gesagt!"** Von da an waren wir befreundet! ..."
*Ich lese diese Zeilen und frage mich etwas beschämt:* >Wie konnte ich **das** nur vergessen?!?!<
Eines Tages teilt sie mir mit, dass sie für ein paar Tage zurück in die Heimat kommt. Also treffen wir uns nach über 20 Jahren an einem lauen Sommerabend in der Stadt. Ich bin viel zu früh und versuche deshalb, mir die Wartezeit mit dem Pauken von Italienischvokabeln zu verkürzen. Vor ein paar Monaten habe ich damit begonnen, diese Sprache zu lernen, denn ich liebe Italien, seit ich als Teenager das erste Mal dort war. „Du hat mir damals eine Postkarte aus der Toskana geschickt.", erinnerte sich Marie bei unserem letzen Gespräch.
Doch es ist zwecklos, denn ich frage mich die ganze Zeit: >Kommt sie wirklich? Oder hat sie mich nur verar…? Und wenn sie kommt? Erkenne ich sie überhaupt wieder? Und werden wir uns so real auch gut verstehen?…<
In all meine nervösen Zweifel piepst meine Handy: „…War gerade noch in meinem alten Lieblingsladen. Bin aber in 5 Minuten bei dir."
>Na klar! Also doch nur…?

Nein! Auch wenn ich es mir nicht vorstellen kann, ich glaube, dass sie gleich kommt...! <
Ich starre in die an mir vorbeiziehende Menschenmenge und scanne jedes einzelne Gesicht.
Dann taucht es auf, dieses mir so vertraute warme Lächeln. Es folgt eine herzliche Umarmung.
Wir schlendern durch die Stadt, tauschen uns über unser heutiges Leben und die damalige Zeit aus.
Wir setzen uns im Park auf eine Mauer und genießen die letzten Sonnenstrahlen des Tages.
Da stellt sie mir die Frage, die seit Jahren in der Luft liegt, die ich mich selbst aber nie traute zu fragen:
„Nimmst du das den Leuten von damals eigentlich noch übel?"
Ich muss überlegen und schweige einige Zeit.
>Nehme ich es den Kindern von damals heute noch übel? <

*„Ich weiß nicht genau!*
*Ich möchte nicht lügen!*
*Aber ich glaube nicht!*
*Ich denke es ist wie in dem Lied von The Corrs, „Frogiven, not Forgotten!" Eigentlich handelt es von Liebeskummer, aber ich habe den Text schon vor vielen Jahren auf meine Situation etwas umgeschrieben.*

Du siehst dein blutendes, zerrissenes Herz,
verschüttet in einem Grab aus Eis.
Die Erinnerungen jagen dich wieder.
Tag und Nacht flehst du, dass es aufhört,
aber die Bilder verstummen nicht,
die Bilder, die längst vergeben, aber nicht vergessen sind!

Du hast vergeben, aber nicht vergessen!
Du hast vergeben, aber nicht vergessen!
Nein, Du kannst es nicht vergessen.

Du siehst dich noch immer dort alleine stehen,
hörst deine Stimme,
wie sie sich flüsternd vom Leben verabschieden will.
Du fühlst dich so oft blitzartig zurückversetzt
und suchst nach den Gründen für all dies,
während du traurig und erschrocken erkennst:

Du hast vergeben, aber nicht vergessen!
Du hast vergeben, aber nicht vergessen!
Nein, Du kannst es nie vergessen!

„Wow! Ja, das kann ich verstehen!" sagt sie nachdenklich.
*„Aber weißt du, was mich heute viel mehr umtreibt, ist die Tatsache, dass es heute immer noch nicht vorbei ist. Also, bei mir vielleicht schon. Keine Ahnung, was die, die mich damals so richtig mies behandelt haben, heute dazu sagen würden. Ob sie sich schämen? Ob ihnen heute klar ist, was sie getan haben? Ob sie sich entschuldigen würden oder gar Rechtfertigungen für so viel unmenschliche Grausamkeit finden würden.*
*Natürlich wäre ich neugierig, aber ich denke, die werden sich nicht bei mir melden, so wie du, Ilona, Fred oder die Antonia, die ja eher immer stumme Zuschauer waren. Also werde ich es wahrscheinlich nie erfahren.*
*Aber das meine ich nicht mit „vorbei". Ich meine, dass es heute, Tag für Tag in den Schulen und auch in manchen Büros so zugeht.*
*Wer neu ist, oder irgendwie anders, wer quer denkt, wer*

*außergewöhnliche Hobbys oder Ideen hat, wer 5 kg zu schwer ist, oder ein paar cm zu klein, wer einfach durch irgendetwas auffällt, wird fertig gemacht.*
Manch einer hält diesen Terror nicht mehr aus und bringt sich um!
Das ist es, was mir keine Ruhe lässt. Und deshalb habe ich das Gefühl, dass ich etwas tun muss!"
„Aber was willst du machen?" fragt sie.
„Ich weiß es noch nicht genau. Aber, vielleicht... nun ja, ich habe da so einen kleinen verrückten Traum... Also vielleicht wird er ja irgendwann mal wahr..., aber ich rede nicht über ungelegte Eier!" sage ich schmunzelnd und denke dabei an all die Geschichten die ich seit Monaten zu Papier bringe. Von meinem Plan, aus all diesen Geschichten ein Buch zu machen erzähle ich ihr erst ein paar Jahre später bei unserem übernächsten Treffen. Sie ist eine der Ersten denen ich davon erzähle, und sie ermutigt mich zu diesem Schritt.
Bei unserem zweiten Treffen finde ich endlich die Gelegenheit, mit ihr die Frage zu besprechen, die mir seit damals auf der Seele brennt.
Zu meiner Überraschung aber stellt Marie sie mir:
„Was ist damals dann eigentlich passiert? Ich glaube, irgendwann haben wir uns nicht mehr verstanden! Aber warum?"
„Das wollte ich dich fragen. Du hast mich irgendwann einfach... ich weiß nicht...Du hast plötzlich zu den anderen gehalten, wenn sie mich fertig gemacht haben... Sorry, wenn ich das jetzt so sagen muss..."
„Echt?! Aber dafür brauchst du dich doch nicht zu entschuldigen. Es ist nur so, dass ich an diese Zeit, als wir so 12/13 Jahre alt waren quasi keine Erinnerung mehr habe. Das war ungefähr die Zeit, als meine Eltern sich getrennt haben,

und ich meinen Papa ein Jahr nicht gesehen habe. Aus dieser Zeit habe ich alles verdrängt..!"
>Das ist es also! Mein rettender Engel wurde selbst zur gefallenen Seele. Kein Wunder! Ihre eigene Welt ist zusammengebrochen, wie hätte sie da auch noch eine Stütze für mich sein können....! < denke ich und erkenne wieder einmal: >Es hatte nichts mit mir zu tun. Ich war abermals nur ein „zufälliges Opfer" der widrigen Umstände.
Ich war nicht schuld!!!

Auf ein Zeichen von Janina warte ich etwas länger…

## Gespräche mit Janina:

Janina schickt mir nicht einfach nur eine Anfrage, sondern gleich noch eine Nachricht dazu:

„Hallo liebe Katharina!
Ich hab Dich vorhin erst hier entdeckt! Wie geht es Dir und was machst Du so? Herzlichen Gruß Janina"

Ich lese diese Zeilen und genau wie damals, als sie in meinen tristen Schulalltag kommt, habe ich auch an diesem kalten Januarabend das Gefühl als ginge die Sonne auf. Ihre Worte strahlen so viel Wärme, Güte und Licht in mein Herz … Nach mehreren Monaten des Schriftwechsels und ein paar gescheiterten Versuchen uns zu verabreden, schreibt sie mir irgendwann: „Ruf mich doch einfach mal an!"
Also nehme ich eines Vormittags das Telefon und mein Herz in die Hand und wähle ihre Nummer. Denn zugegebenermaßen habe ich trotz allem Guten, was uns verbindet nach über 20 Jahren etwas Zweifel an dem, was ich tue und an ihr und an mir.
Dann aber höre ich ihre vertraute Stimme, und es ist, als hätten

wir uns nie aus den Augen verloren.

„Hast du das Gefühl, dass du dadurch stärker geworden bist? Also ich meine, man sagt ja, dass Menschen oft durch Krisen wachsen...", fragt sie mich, als ich ihr meine Erinnerungen schildere.

„*Ich denke, es hat mich härter gemacht. Ganz bestimmt! Aber ich finde es nicht immer gut, hart zu sein.*

*Vor allem aber weiß ich, seit ich mich intensiv mit diesen Geschehnissen beschäftige, wie sehr mich dieses Mobbing gelähmt hat. Ich habe erst vor ein paar Monaten begriffen, dass ich im tiefsten Inneren doch immer noch glaube, was DIE mir damals eingeredet haben:*

**Das kann ich nicht! Das schaff ich nicht! Ich bin zu dick, zu doof, zu eklig, zu scheiße, zu...!**

**Die haben ja recht:**

**Ich bin ja eh nichts wert!**

**Ich bin ja auch selber schuld!**

**Ich habe es nicht anders verdient!**

*Ich dachte eigentlich, ich hätte das überwunden, aber ich habe es nur verdrängt- niemals abgelegt.*

*Ich habe niemals aufgehört, das Opfer von damals zu sein, weil ich nicht einsehen wollte, dass ich eines war.*

*Inzwischen habe ich begriffen: Erst wenn ich genau hinsehe und ehrlich sage: „Ja, ich war ein OPFER!"*

*Erst dann kann ich lernen zu sagen: Ich WAR ein Opfer!*

*Und erst dann kann ich ihn ablegen, diesen tonnenschweren Bleimantel, der auf meinen Schultern liegt und meine Flügel lähmt."*

Immer wieder dringt ihre sanfte Stimme zwischendurch an mein Ohr und kühlt meine fiebernde Seele mit einem leichten Windhauch:

„NEIN! DU WARST NICHT SCHULD!"
NEIN DAS HATTEST DU NICHT VERDIENT- DAS HAT KEINER VERDIENT!"
NEIN: DAS WAR KEIN SPASS, DAS WAR **FOLTER**! ...
...Ich hätte es aber auch echt gut verstanden, wenn du dich umgebracht hättest. Es gibt so viele, die dieses Mobbing nicht so lange aushalten und dem ganzen **so** ein Ende setzen!"
Ich erzähle ihr von meinen Aufschrieben in meinen Tagebüchern zu diesem Thema und natürlich ist sie über meinen damaligen Entschluss erleichtert.
„ Gott sei Dank wird heute an Schulen mehr gegen Mobbing getan", sagt sie gegen Ende unseres Telefonats.
*„Ja das stimmt", sage ich, "aber ich finde, es wird noch lange nicht genug getan. Ich höre immer noch so viele Geschichten von Schülern, denen es genauso geht. Und sogar von erwachsenen Menschen, die von ihren Kollegen gemobbt werden ...Ich kann das einfach nicht begreifen! Verstehen die denn echt nicht, was sie den Opfern damit antun?! Das ist tatsächlich etwas Positives an meiner Vergangenheit: diese Zeit des gemobbt werdens hat mich sensibler für andere gemacht, denen es so geht wie mir. Ich würde so gerne etwas dagegen tun, ihnen helfen,..."*
„Weißt du was, mach doch ein Buch aus all deinen Erinnerungen und Gedanken,...!"
*„Du wirst lachen, das habe ich vor"* falle ich ihr ins Wort.
„Wow, cool, wenn du dann mal Hilfe damit brauchst, lass´ es mich wissen, ja!
*„Ja danke, das mach ich!"*

All diese Personen von damals haben sich bei mir gemeldet.
Ich habe ganz bewusst abgewartet, auf jeden Einzelnen

gewartet, wann und ob sie zu mir Kontakt aufnehmen werden. Alle außer Alfred. Der Junge, der mein Schicksal in dieser Klasse voller Fratzen teilte, und dem ich von der ersten Sekunde unseres Kennenlernens ansah, dass der Himmel ihm mit seiner Angst vor Nähe schon ein Bündel extra schweres Gepäck mitgegeben hatte…

**Gespräche mit Alfred:**
Marie berichtet mir bei einem Treffen, dass auch Alfred im Internet zu finden ist, allerdings unter einem Decknamen. Also schreibe ich ihn an.
Ich frage ihn, wie es ihm heute geht und erzähle, dass ich gerade dabei bin, meine Schulzeit aufzuarbeiten.
*„Dabei muss ich auch öfter an Dich und Deine Situation denken. Vielleicht hast du ja Lust, mit mir darüber zu reden und mir zu helfen?!"*
„Ich habe kein Problem, über die Vergangenheit zu reden", schreibt er mir und beantwortet auch gleich die Frage, die ich mir im ersten Moment, als ich ihn damals sah, stellte. Die Frage, die mich nicht mehr los ließ, aber die ich mich wahrscheinlich nicht getraut hätte, ihm zu stellen. Seine Offenheit verblüfft mich deshalb umso mehr.
„Allerdings ist es so, dass ich (warum sollte ich das auch leugnen) inzwischen die möglichen Gründe, weshalb ich damals gehänselt wurde, besser kenne. Um es kurz zu machen: Inzwischen weiß ich, dass ich eine psychische Behinderung habe, die man **Soziale Phobie** nennt und die eine leichte Form des *Autismus* ist.
Ich verfüge in diesem Zusammenhang zwar über ein gutes Langzeitgedächtnis, habe dafür aber kaum ein

Kurzzeitgedächtnis. D.h. ich muss mir immer alles aufschreiben, weil ich es sonst in ein paar Minuten bzw. Stunden nicht mehr weiß oder schlichtweg durcheinander bringe. Instinktiv habe ich stets im Unterricht nahezu ALLES mitgeschrieben (eben auch das was man nicht hätte aufschreiben müssen). Und das war einer von mehreren Auslösern für Hänseleien oder - wie du es genannt hast - Mobbing."
So sehr mich seine Offenheit verblüfft, so wenig wundere ich mich über diese Diagnose.
Was mich aber schockiert ist sein scheinbares Verständnis, dass andere einen Menschen, ein Kind wegen solcher Eigenheiten so misshandeln!
Das macht mich traurig und wütend und ich möchte gleichzeitig heulen und schreien!
>Ja, vielleicht ist es **verständlich**, dass Kinder so reagieren! Aber ist es **richtig**?
NEIN! Also, müssen wir ihnen das doch beibringen!!!<

*"...Ja, ich nenne es Mobbing! Ich bin froh, dass es diesen Ausdruck heute dafür gibt! Hänseln oder ärgern, verharmlosen diese Dinge doch sehr!..."* schreibe ich ihm zurück.
Darauf antwortet er mir: „...Ich verharmlose deshalb vieles, weil es mich sonst zu sehr aufwühlen würde... Andererseits sehe ich grundsätzlich auch keinen Sinn darin, in der Vergangenheit zu leben. Allerdings ist es natürlich etwas anderes, wenn sich in der Vergangenheit Dinge ereignet haben, deren Folgen die Gegenwart SEHR STARK beeinflussen. Und um sozusagen "Schadensbegrenzung" für die Zukunft anzustreben, sollte man in diesem Fall schon versuchen, das Geschehene aufzuarbeiten...

Ja, wenn ich es so bedenke, dann muss ich sagen, dass es wirklich teilweise EXTREM schlimme Vorfälle gegeben hat. Die Narben bleiben natürlich, aber man kann (hoffentlich) lernen damit zu leben."

Ja, lieber Alfred, das wünsche ich Dir, mir und allen anderen Betroffenen!
Mit seinem außerordentlich guten Langzeitgedächtnis beleuchtet Alfons so manche verschwommene Datei meiner Erinnerung noch klarer. Das Bild des zerstörten Blumenbeets auf Hallig Hooge beispielsweise hat sich auch bei ihm festgesetzt. Allerdings erinnert es sich auch daran, dass der große hagere Alex seiner blinden Zerstörungswut damals freien Lauf ließ. Jener Alex, der in einer vollkommen anderen Welt zu leben schien, als ich. In seiner Welt, in der alles so gut zu sein schien, während ich direkt neben ihm in der Hölle hauste.

In der Zeit des Schreibens muss ich mir zwischen durch immer wieder mehrere Monate Pause gönnen. Diese brauche ich, um all diese Gewitter während meines heutigen Alltags ausbrechen zu lassen, auszuhalten und zu verarbeiten. Manchmal frage ich mich an diesem Punkt meiner **schriftlichen Reise** allerdings: >Warum mache ich das Ganze eigentlich?
Das hat doch keinen Sinn! Warum lasse ich es nicht sein?!<
Dann aber brechen, Schlag auf Schlag neue Ereignisse in meinen Alltag, die meine Vergangenheit mit der Gegenwart vermischen. Sie rütteln mich wieder wach, werfen mich aus der Bahn und treiben mich gnadenlos weiter.
So bricht nach gut zwei Jahren des Schreibens folgendes Unwetter vollkommen überraschend über mich herein.

## Vom Stadion zurück in die Hölle

Es ist Mai. Zu seinem 8. Geburtstag erfüllt mein Vater seinem Enkelsohn den größten Geburtstagswunsch:
Wir drei gehen das erste Mal ins Fußballstadion zum Bundesligaspiel unseres Heimatvereins.
Damit wir auch ja nichts verpassen machen wir uns frühzeitig auf den Weg. Schon in der S-Bahn erfreue ich mich an den aufgeregt leuchtenden Kinderaugen.
Der Stress und die Sorge um meine kleine Tochter, die in den vergangenen Tagen mit 40°C Fieber und doppelseitiger Mittelohrentzündung zu Hause liegt, fällt langsam von mir ab.

Ich selbst war bisher nur zu verschiedenen Konzerten im Stadion, und auch das ist gut 10 Jahre her.
Während auch ich mich bei dieser Menschenmasse, der Atmosphäre und all dem Trubel um uns herum erst mal orientieren muss, versuche ich gleichzeitig meinem Sohn seinen leichten Schock über die Neue Welt und die Aufregung vor dem Spiel zu nehmen.
Irgendwann fällt mein Blick auf den großen Monitor gegenüber.
Der Stadionsprecher moderiert gerade die Gewinnerband des Contests der neuen Fan- Hymne an.
Die Musik und das Video von der Aufzeichnung vor ein paar Wochen hier im Stadion werden abgespielt.
Ich sehe hin, aber in Gedanken bin ich bei meiner Kleinen und hoffe, dass sie nicht wieder Fieber bekommen hat, denn sonst ist sie jetzt wohl mit ihrem Papa auf dem Weg zum Notdienst.
Aber dann reißt mich die Stimme des Sängers aus meinen Gedanken, und ich starre auf sein Bild.
>Spinne ich?!?<

Ein Schaudern durchfährt meinen Körper- ja ein Blitz!
>Ich seh` doch nicht richtig!
NEIN! Das bilde ich mir doch jetzt nur ein! Das ist doch jetzt nur wieder so ein Moment, in dem ich glaube, jemanden zu erkennen. Natürlich jemanden von damals aus der Klasse, weil mich das Thema ja seit Monaten nicht mehr loslässt. Ich bilde mir das nur ein! Solche Zufälle, solche Zeichen, solch eine Motivation, am Aufschreiben all der schrecklichen Erinnerungen festzuhalten – nein, …nein,…die gibt's doch nur im Kino- oder eben im KOPFKino. < versuche ich mich vom Gegenteil zu überzeugen, was mir aber nicht gelingt...
>Aber, er hat doch damals schon Musik gemacht. Und auch beim Kirchentag habe ich ihn vor ein paar Jahren mal notgedrungen ertragen müssen. Allerdings hieß die Band damals anders…!
Zu Hause werde ich im Internet nachschauen! - Was heißt hier, zu Hause, heutzutage reicht doch ein Griff zum Handy…! <
Für einen kurzen Moment zögere ich! Will ich das **jetzt** echt wissen? Will ich mir damit **jetzt** die Stimmung, die Freude und die Freude meines Sohnes verderben lassen? Doch für einen Rückzieher ist es zu spät, der Blitz hat eingeschlagen und die Hütte brennt bereits. Jetzt hilft nur noch Klarheit! Also Handy starten, Internet an, den Namen der Band in die Suchmaschine eingeben, Namen der Bandmitglieder suchen, Gesang: !!!!!!!
Donner in meinen Ohren- Blitze durchfahren mich- schweißnasse Hände- ein rotierender Magen…!
>Immerhin, ich bin nicht verrückt - es ist wahr, er ist es! <
Über den Kopf meines Sohnes hinweg halte ich meinem Vater das Handy vor die Nase:*„Der war doch damals in der Schule bei mir in der Klasse!!!"*

Er schaut verwirrt zwischen dem Stadionmonitor, meinem Handy und mir hin und her: „JA?!!!?"
Ich glaube, er erinnert sich.
Aber an was genau erinnert er sich? Nur an diesen Jungen und daran dass er Musik gemacht hat?
Oder an die unzähligen Tränen, den Terror und die Hölle die ich, die wir durch litten haben?
Wie viel hat er damals überhaupt mitbekommen?
Ahnt er auch nur im Entferntesten, wie sehr mich dass alles heute noch beschäftigt und was solche Situationen in mir auslösen?
„Was ist los?" fragt mein Sohn mit seiner kindlichen Neugier.
*„Der Sänger dieses Liedes, war bei mir in der Klasse."* erkläre ich ihm.

Eigentlich wollte ich ihm den Horror meiner Schulzeit nie erzählen. Aber Kinder sind schlau, deshalb hat er sicher früh gespürt, dass in meiner Schulzeit etwas nicht gut gewesen sein muss. Als er eines Tage heimkam und berichtete, dass sie heute alle wieder ein Mädchen geärgert haben, das er ja eigentlich mag, sich aber nicht traut, zu ihr zu halten, weil er Angst hat, das er dann selbst geärgert wird, an diesem Tag brach ich mein schweigen und sagte nur:
*„Das geht gar nicht!*
*Das alle eine fertig machen.*
*Ich weiß, wie das ist!"*

Nun sieht er mich an, als könne er sich genau an dieses Gespräch vor Monaten erinnern. Es scheint mir fast, als wolle er fragen:
*>War der damals auch so gemein zu dir? <* .
Aber sein Mund bleibt stumm und ich hoffe, ich bilde mir das

nur ein.
Er nickt nur.
Dann wendet er sich wieder erwartungsvoll dem Spielfeld zu.
Das Lied ist aus- der Sänger vom Monitor verschwunden- aber meine Erinnerungen an den ganzen Horror sind klarer als je zuvor.

Ich hasse es, wenn die Vergangenheit mich so eiskalt einholt.
Damals, vor gut zehn Jahren beim Kirchentag, da habe ich mich vorher wenigstens entscheiden können. Es gab viele Bands die ich sehen und hören wollte und darunter nur einen Menschen, den ich in meinem Leben eigentlich nie wieder sehen wollte.
Aber ICH habe mich ENTSCHIEDEN.
Ich habe mich entschieden, mir nicht einen ganzen Abend vermiesen oder gar entgehen zu lassen, nur wegen einer Person.
Ich konnte mich darauf einstellen, und ich habe die richtige Entscheidung getroffen.
Denn wenn ich heute an die Waldbühne in Berlin denke, habe ich viele schöne Erinnerungen an tolle Musik, wärmende Abendsonne und eine einmalige Stimmung.

Eine kleine Hand ergreift die meine und reißt mich so aus dem Gewitter der Vergangenheit wieder in das warme, trockene Haus der Gegenwart.
Mein Sohn lächelt mich an, und wir genießen das beginnende Fußballspiel.


    Nur 10 Tage später krachen erneut Blitze in mein Leben.

Dieses Mal verschwimmen allerdings nicht nur die Grenzen zwischen Gegenwart und Vergangenheit gänzlich, sondern auch meine Rolle und die Perspektive, aus der ich das Grauen betrachte. Ich stehe nur am Rand und bin doch mittendrin. Mitten in diesem Orkan aus Trauer, Tränen und hilfloser Wut. Diese veränderte Perspektive schreit mir regelrecht ins Gesicht:

„Schreib` nicht nur **für dich**! Schreib nicht nur **deine** Geschichte!

Schreib` auch all die anderen Geschichten, die dir begegnen, und schreibe sie **für alle**..." .

## (K)Ein gewöhnlicher Morgen?!

Ich schicke meiner Freundin Carla eine SMS.
„*Sehen wir uns nachher beim Ausflug?*"
Unsere beiden Kinder sind in einer Klasse und sie gehen heute in einen Bunker vom 2. Weltkrieg.
Ich habe der Lehrerin zugesagt, die Klasse zu begleiten und auch Carla hat Interesse signalisiert, war sich allerdings noch nicht ganz sicher, ob sie mitkommt.
Gerade habe ich den all morgendlichen Haushalt erledigt und überlege, ob ich mich noch der Wäsche, dem Staubsauger, oder meinen Italienisch -Büchern widme, bevor ich los muss, da fiepst mein Handy.
Die Antwort von Carla jagt mir eine Eisdusche über den Rücken, und der Morgen ist nicht mehr so friedlich, wie er war.
„…weiß noch nicht, eigentlich schon,…
Aber ich habe heute schon mit ansehen müssen, wie Helena von ihren Mitschülerinnen beim Treffpunkt stehen gelassen und auf das Übelste beleidigt wurde…Sie wollten nicht mit ihr zur Schule laufen…
Keiner mag sie in der Klasse.
Das kenne ich von der großen ja schon.
Sie ist ja auch nicht gerade beliebt.
Das jetzt beim Ausflug erneut zu erleben ertrage ich heute nicht auch noch…
Sind meine Kinder wirklich so blöd? ...
Was machen wir falsch?..."
>Ach die Scheiße!< denke ich entsetzt .>Ich muss sie anrufen!<, wähle ohne Zögern ihre Nummer und überlege gleichzeitig, was ich sagen soll.
Denn ihre Textnachricht ergreift mich so tief, dass es mir die

Sprache verschlägt.
Ich kann ihren Schmerz so gut verstehen.
Und ich kann fühlen, wie sich die kleine Erstklässlerin fühlen muss.

Als Carla den Hörer abnimmt, komme ich gerade noch dazu, meinen Namen zu sagen, da brechen bei ihr alle Dämme.
Ihre Verzweiflung sprudelt nur so aus ihr heraus.
Sie weint so bitterlich, das es mir das Herz zerreißt.
Anfangs kann ich kaum ein Wort verstehen. Aber das ist egal, weiß ich doch nur zu gut, was in ihr vorgeht.
Ich spüre wie sie zittert- und ich halte sie.
Sie fällt ins Bodenlose- und ich fange sie auf.
Sie kotzt alles raus- und ich halte das gerne aus!

Nur langsam werden ihre Worte klarer.
„ Gestern habe ich ihre Geburtstagsfeier geplant. >Wir planen Deinen Kindergeburtstag. Erlebe einen wundervollen Tag mit deinen besten Freundinnen < stand da im Internet auf einer Seite...Aber wen soll sie denn einladen? In der Klasse ärgern sie alle und zu ihren Kindergartenfreunden hat sie keinen Kontakt mehr?! ..."

    Und da ist plötzlich wieder ein Blitz, eine Erinnerung an einen meiner Kindergeburtstage.
Ich sehe mich durch unseren Garten rennen...
" *Bleib stehen! Gib es mir zurück!*", rufe ich verzweifelt und versuche Carola einzuholen. Aber ich bin chancenlos und deshalb werde ich immer lauter, verzweifelter und wütender.
„*Gib es sofort her, du doofe Kuh!*" kreische ich, während ich an meiner Mutter vorbeirenne, die sich gerade mit Carolas Mutter unterhält.
„Was ist denn los? Was schreist du denn so rum sag mal?!",

fragt mich meine Mutter. Ich bemerke, wie mich auch die anderen Kinder, die gerade abgeholt werden mitsamt ihren Eltern anstarren.

„*Carola hat gesagt, ich bin doof. Sie findet mich schon immer doof. Und der Tag heute wäre auch doof gewesen. Deshalb nähme sie das Geschenk jetzt wieder mit nach Hause!*", stammle ich hilflos.

„Carola! Wie kannst du nur so etwas sagen! Du bist doch unmöglich! Komm sofort hier her und gib Katharina das Geschenk zurück!", ruft Carolas Mutter entsetzt und versucht nun ebenfalls ihr Kind einzufangen.

Nach einer längeren Diskussion überreicht mir Carola widerwillig das Geschenk zurück.

>*Was für ein scheiß Geburtstag! Und was für ein scheiß Geschenk*<, denke ich, als ich mich am Abend in mein Zimmer zurückziehe.

>*Nächstes Jahr feier' ich allein!* <

Der Gedanke, dass Helena so ein Tag bevorstehen könnte, ist für mich unerträglich!!

Dann höre ich Carla weiter berichten, von Dingen, die mir so bekannt vorkommen:

„…und dann immer diese saublöden Sprüche wie:

„…Du bist doof, denn deine Schwester ist dick…

…halt deine Klappe, du redest eh nur Müll,…

…hau doch ab, du stinkst! …!"

Ich spüre, wie sehr diese Attacken auch Carla verletzen.

Während ich ihr zuhöre, sie tröste und versuche ihr Tipps zu geben,

höre ich im Hintergrund meine Gedanken wie dumpfe

Donnerschläge:
>Ich weiß ja, das ihre Tochter es schwer in der Klasse hat.
Erklärte mir mein Sohn doch unlängst:
„Mittags spiele ich ja schon gern mit Leonie.
Aber wenn ich das morgens in der Schule mache, dann sagen die anderen: „**Die ist doof! Und wenn du mit der spielst bist du auch doof. Dann** schlagen wir dich auch!"

Dennoch schockieren mich diese Geschichten.
Ich laufe während unseres Gesprächs durch mein Haus und finde mich plötzlich mit feuchten Augen vor dem Spiegel wieder.
>Wie passend! Das ist doch **mein** Gesicht! Das habe **ich** doch alles erlebt! Wie kann das sein?! Warum ausgerechnet dieses nette Mädchen? Warum auch noch ihre kleine, unschuldige, liebe Schwester?
Helena, die so ein offenes Herz hat, das sie ihr Kleingeld verschenken will, weil sie „..für ein Pferd, das sie sich später kaufen möchte, eh nur großes Geld braucht…".
Warum nur beginnt das ganze Elend immer wieder von vorn?
Und: Wessen Tränen sind das gerade in Karlas verzweifelter Stimme?                                    <
Ja, ich frage mich:

Was machen MEINE Tränen,
in DEINEM Gesicht?

Ich sehe und höre sie,
doch ich fasse es nicht!

Warum schon wieder,
warum SIE, warum DU –warum ICH?

Hört das denn nie auf!?
Warum nur wiederholt es sich:

Die bitteren Tränen, der Schmerz,
das Leid und diese hilflos machende Ungerechtigkeit!

Dieser Seelen durchbohrende Hass!
Oder ist es einfach nur kindliche Unwissenheit?!


„Aber weißt du", sage ich zu ihr, „die Kinder wissen nicht was sie tun!!!!!
Sie können die Folgen ihrer Quälereien nicht abschätzen.
Sie wissen nicht, dass ihr Verhalten auch die Eltern ihrer Opfer mit in die Verzweiflung reist.
Sie wissen nicht, dass diese Verletzungen, selbst 30 Jahre später noch immer zu offenen Wunden aufplatzen können.
Sie wissen nichts von den schlaflosen Nächten und dem Gedanken, sich vielleicht doch besser das Leben zu nehmen, statt diese Hölle weiter ertragen zu müssen."„Vielleicht hast du recht…", sagt sie traurig.
„Ich bin mir aber sicher, wenn sie es wüssten, und wenn sie es

verstehen lernten, würde sich etwas ändern!
Vor Kurzem habe ich im Fernsehen den Bericht eines Sozialarbeiters gesehen:
Er spricht in einer Schule zum Thema Mobbing. Dann steht plötzlich ein Junge auf und sagt, dass ER in dieser Klasse das Mobbingopfer ist.
„Jeden Morgen überlege ich mir, ob ich heute lieber in die Schule gehe oder mich auf dem Weg dorthin doch lieber gleich vor den Zug werfe…!", sagt er unter Tränen.
Die Klasse ist tief bestürzt:
…„**Das wussten wir nicht, … das wollten wir nicht,…. für uns war das nur Spaß….!"**
DAS ist die Reaktionen der Mitschüler."

Am Ende unseres Telefonats verspreche ich Carla, nach dem Bunkerbesuch noch bei ihr vorbei zu kommen.

Die Zweitklässler und ich sind von dieser Bunkerbesichtigung und den Geschichten schwer beeindruckt. Von den engen, kahlen, dunklen, kalten Räumen, in denen 10 bis 15 Leute tagelang zusammen untergebracht waren. Als „Klassenzimmer" diente das Ende eines schmalen Ganges.
>Ob die Kinder sich hier unten wohl auch gegenseitig gemobbt haben? < frage ich mich. >Wohl eher nicht. Ich befürchte sie hatten mit dem bloßen Überlebenskampf, mit dem schweren Pumpen für ein bisschen fahles Licht, dem knappen Essen, dem wenigen Wasser, dieser Enge, dem ständigen Lärmpegel, keinem Millimeter Privatsphäre und der nackten Todesangst andere Sorgen.
Allerdings hat man ihnen damals ja auch deutlich gesagt, WER ihre „Feinde" sind und WEN sie zu verachten haben…!<.

Den Kindern wird bewusst: In diesen Räumen sind Menschen gestorben und Babys geboren.
Sie begreifen, jedes Mal, wenn die Kinder damals aus dem Bunker kamen, wussten sie nicht, was sie erwartet.
Eines Tages kamen sie aus dem Bunker heraus und unter dem von trümmerstaub nebeligem Himmel stand nur noch die Hälfte aller Häuser.

Als wir aus dem Bunker treten, stehen alle Häuser noch genauso schön im hellen Tageslicht wie zuvor.
Trotzdem fühle ich mich, als würde ich auf einem Schlachtfeld stehen. >Zerbomben die guten Kinder doch jeden Tag aufs Neue die Welt des zu kleinen, zu großen, zu dicken, zu dünnen, zu dummen oder zu klugen Mitschülers. Sie führen ihren eigenen Krieg in ihrer doch eigentlich friedlichen Welt! WARUM nur? Ich kann es nicht begreifen<.

Carla öffnet mir die Tür und ich nehme sie erst mal lange in den Arm. Wir reden, trösten uns und machen uns gegenseitig Mut für unsere unausweichlichen Kämpfe in der Welt.

Abends, in meinem Bett frage ich mich ob **meine** Mutter auch jemanden an ihrer Seite hatte - ob andere Mütter in solchen Situationen auch jemanden an ihrer Seite haben, der sie hält und ihnen Mut macht.
Ich wünsche es ihnen von Herzen!!

Kurz vor dem Einschlafen überlege ich noch, warum ich mich so leicht traurig, aber doch erleichtert wie nach einem langen Heulkrampf fühle, obwohl ich heute doch gar nicht geweint habe.
Vielleicht weil *meine* Tränen von damals heute *andere* weinen.

Knapp zwei Jahre später erlebe ich noch einmal eine Situation, in der die Grenzen zwischen damals und heute verschmelzen...

## Ein Tag Schullandheim als Mama

Um pünktlich zum Frühstück bei den Viertklässlern zu sein schleiche ich mich an diesem Herbstmorgen noch im Dunkeln aus dem Haus. Die heiße Tasse Kakao in meinen Händen zittert etwas. >Warum tue ich mir das an? Warum ausgerechnet ich? Warum fahre ICH mit der Klasse meines Sohnes ins Schullandheim? <
Auch wenn ich heute Abend schon wieder zurückkehre, diese Reise fällt mir schwer. Denn schon beim Gedanken an das Wort „Schullandheim" bekomme ich Magengrummeln, einen Klos im Hals und Atemnot.
> Weil die Lehrerin für diesen Tag eine weitere Begleitperson braucht und ich Zeit habe! Weil mein Sohn sich darüber freut! Weil ich mir von der Vergangenheit nicht meine Gegenwart diktieren lasse und weil ICH heute kein Kind mehr bin! Ich setze mich seit Jahren mit meiner Vergangenheit auseinander, jetzt kann ich mir selbst beweisen, dass mich die Attacken der Fratzen nicht mehr lähmen. <
Ich steige in mein Auto, genieße die gute Musik und fahre dem Morgenrot entgegen.
Als ich vor dem großen Gebäude parke strahlt der Himmel über mir und die Sonne scheint mir ins Gesicht.

Nach dem Frühstück brechen wir zu unserer mehrstündigen Wanderung auf. Die Lehrerin führt uns an, der begleitende Erzieher geht ganz hinten und ich reihe mich in der Mitte des Zuges ein.
Nach einiger Zeit fällt mir auf, dass ein Mädchen immer wieder laut aufschreit. Da sie aber nicht unmittelbar vor mir läuft und ich mich mit andern Kindern unterhalte, dauert es einige Zeit, bis ich sie ansprechen kann.

„*He Petra, was ist denn los?*"
„Ich habe mir einen schönen, langen Grashalm gepflückt. Dann kam Max und hat ihn mir aus der Hand gerissen. Ich habe mir noch einen gepflückt. Aber Max und die anderen Jungs haben ihn mir wieder aus der Hand gerissen und sind damit davongerannt...", stottert sie inzwischen leise weinend.
„Ja!", pflichtet Emma ihrer Freundin bei „Der kommt die ganze Zeit angerannt und ärgert uns."
„Genau, der ist echt so gemein!", hält auch Elisa zu ihrer Freundin und streichelt Petra über den Rücken.
„*Ach je, das ist ja wirklich gemein. Ich kann gut verstehen, dass du wütend bist.*", sage ich.
„*Aber weißt du was, jetzt holst du dir einfach noch einen Grashalm und dann läufst du hier neben mir.*"
Nun wende ich mich den herumstreunenden Jungs zu. „*Und ihr lasst die Mädchen jetzt in Ruhe, klar.*"
Während ich meine Worte höre überlege ich, ob ich es jetzt nicht doch etwas übertreibe:
>Es geht doch nur um einen Grashalm!
Oder?
Nein, geht es nicht vielmehr darum, dass ein respektloses Kind scheinbar Spaß daran hat, einer Mitschülerin etwas wegzunehmen, was ihr momentan, warum auch immer, unheimlich wichtig ist. Heute reißt er ihr einen Grashalm aus der Hand, morgen nimmt er sich vielleicht eine Tafel Schokolade vom Tisch eines Kameraden und in zwei Jahren klaut er jemandem das Handy aus der Tasche?!
Übertreibe ich? Vielleicht- vielleicht auch nicht...
Aber warum macht er das? Was treibt Max dazu, einen anderen Menschen so zu quälen, bis dieser weint und seine Mitschüler ihn dafür gehässig feiern? Ich kenne seine liebe Mutter und weiß ihn zu Hause gut behütet. Diesen Max, über

den ich in seiner Abwesenheit beim Geburtstag meines Sohnes Sätze gehört habe wie: „... wenn wir ihn beim Fußball anrempeln dann schreit er immer **Faul**, aber wenn er uns anrempelt, sagt er immer, das war nur normaler **Körpereinsatz**..." „...Jaaa he, habt ihrs auch endlich begriffen, wir müssen uns alle zusammen gegen ihn wehren...." „ ...Ja, weil der ist echt so doof!..."
Den Max, von dem mir seine Mutter erzählt hat, „...Ne, er geht gar nicht mehr in die Nachmittagsbetreuung der Schule. Er kommt mit den anderen Kindern nicht mehr zurecht ..."
Jener Max, der sich gestern bei der Verabschiedung von den Eltern als einziger nochmal seiner Mutter in die Arme geworfen und sein Gesicht verborgen hat, während alle anderen sich lachend und winkend umdrehten, um sich in dieses dreitägige Schullandheimabenteuer zu stürzen.
Genau dieser Max wirft sich gerade auf ein anderes Opfer, um nicht mehr selbst Opfer zu sein. Die Angst, die den kleinen Jungen einen Tag zuvor noch in die Arme seiner Mutter getrieben hat, treibt ihn nun zu solchen Gehässigkeiten.
Warum aber kann ich das nicht einfach als kleine, harmlose, kindliche Hänseleien einordnen? < , frage ich mich selbst schon fast etwas verwundert.
Ich blicke in die zahlreichen Kindergesichter um mich und höre zu jedem die Stimme ihrer Mütter, wie sie mir doch alle ähnliche Worte offenbaren.
>Sie sind alle gleich. All diese Täter, die Ofer und die Mitläufer um mich herum sitzen in einem Boot. Von all diesen lieben, kleinen Chaoten um mich herum weiß ich, dass sie alle dieselbe Angst quält. Die Angst, zum Opfer ihrer eigenen Freunde zu werden. Alle, alle leiden sie genau darunter. Deshalb ist hier gar nichts harmlos. Keiner ist glücklich, keiner fühlt sich wohl und geborgen in dieser Gemeinschaft.

Jedes Kind sucht verzweifelt seinen Weg, damit umzugehen. Der eine wird auf diesem Weg zum Opfer, der andere zum Täter und der dritte schleicht schweigend nebenher. Oh man Kinder! Wenn ihr doch nur erkennen könntet, wie gleich ihr euch seid. Ihr könntet so eine schöne Zeit miteinander haben...<, denke ich und grüble darüber nach, wie man den verzweifelnden Seelen wohl die Augen öffnen könnte...

Nur wenige Augenblicke, nachdem Petra sich wieder einen Grashalm gepflückt hat, reißt ihn ihr wieder ein Junge aus der Hand und rennt damit davon: „Hier Max, ich habe Petra wieder einen Weggenommen...". *„Stopp Freundchen!"*, rufe ich dem Kind hinterher und habe ihn nach wenigen Schritten eingeholt. *„Gib mir den Grashalm wieder und dann hört auf mit dem Blödsinn, verstanden!"* „OK!", raunt er mir zähneknirschend entgegen.
Ich gebe Petra den Grashalm zurück. Doch ehe sie mir ein „Danke!" aus ihrem abermals verhehlten Gesicht entgegenbringen kann, rennt Max an uns vorbei und hat sich seine Beute erneut geschnappt.
*„JETZT REICHT ES ABER! BLEIB SOFORT STEHEN!"*, schreie ich und renne ihm hinterher. Ich hole ihn ein, stoppe ihn und nehme ihm den Halm aus der Hand. *„DER GEHÖRT PETRA! SIE HAT IHN SICH GEPFLÜCKT UND ICH HABE IHN IHR GERADE EBEN WIEDERGEGEBEN! DU HÖRST JETZT SOFORT AUF DAMIT UND LÄSST SIE IN RUHE! SONST BEKOMMEN WIR BEIDE RICHTIG ÄRGER! UND JETZT ENTSCHULDIGST DU DICH BEI PETRA, HAST DU MICH VERSTANDEN!"*
„Nö!" erwidert mir das zitternde Kerlchen mit bebender Stimme kleinlaut. Seine Augen starren mich eindringlich an, als wollen sie sagen: „So und was machst du jetzt?"

Die Lehrerin kommt hinzu und erfährt, was sich die ganze Zeit hinter ihrem Rücken abgespielt hat. „Das habe ich Vorne gar nicht mitbekommen.", sagt sie fast entschuldigend.
*„Dafür müssen sie sich nicht entschuldigen. Hinten haben wir schließlich alle keine Augen. Außerdem mussten Sie auch nach dem richtigen Weg suchen. Und schließlich bin ich ja dabei, weil sechs Augen mehr sehen, als vier..."*
Während ich mich mit der netten Frau unterhalte, bemerke ich, dass Max nicht der Einzige ist, dessen Körper zittert und dessen Stimme bebt. Und nicht nur das plötzliche, schmerzhafte Kratzen in meinem Hals verrät mir, dass meine Worte zu Max gerade um einiges zu laut waren.
Ich begreife, ich war für diesen Augenblick nicht die erwachsene, reflektierende, verständnisvolle Mutter, ich war das kleine, hilflose, gemoppte Mädchen.
Zurückversetzt, in die Vergangenheit.
Zurückgedrängt, in die dunklen, kalten, einsamen Ecken.
Zurückgeworfen, in den Höllenschlund und mitten im Gewittersturm.

Auf der Heimfahrt am Abend, ahne ich, dass ich diesen wirren Wollknäuel an zahlreichen, heftigen Gefühlen durch das Aufschreiben allein, nicht werde drosseln können. >Aber ich werde noch einen weiteren Weg finden, um damit klarzukommen! <, denke ich.
Dass ich aber geraume Zeit später einen Weg finden werde, um genau diese Gefühle vollkommen aus meiner Seele zu löschen, kann ich mir zu diesem Zeitpunkt nicht vorstellen...

Aber auch das andere Theaterstück, das sich an diesem Tag wenige Minuten vor dem Ausflug direkt vor meinen Augen abspielte, geht mir nicht aus dem Sinn.

Es zeigt, wie schnell eine harmlose Szene in Sekunden zur Mobbingsituation umschlagen kann. Wie schnell ein Kind, das sonst nicht gerade als Opfer gilt, fast schon ausversehen zu solch einem wird und wie chancenlos es für einen Erwachsenen manchmal sein kann, rechtzeitig einzugreifen, obwohl man daneben sitzt.

# Schachmatt?!

Ein ca. drei auf drei Meter großes Schachbrettmuster ziert den Vorhof einer Jugendherberge.
Zwei Klassenkameraden wollen sich die Wartezeit vor dem geplanten Ausflug verkürzen und stellen die Figuren regelkonform auf.
„Oh, ich hab noch was vergessen…!", ruft das eine Kind, als sie gerade mit dem Spiel beginnen wollen, rennt davon und verschwindet im Haus. Das andere Kind schaut kurz verwundert hinterher. Dann beginnt es sich eine Strategie für die ersten Züge zu überlegen.
Die Zeit vergeht.
Aber die Zeit vergeht sehr langsam. Das wartende Kind läuft nervös an seiner Seite des Spielfelds hin- und her. Auch die wartenden Zuschauer, die sich mittlerweile in großer Erwartung um das Quadrat versammelt haben, werden unruhig.
Bei einem dieser Zaungäste wird die Ungeduld zu groß. Vom Übermut ergriffen stößt er im vorbeigehen fast zufällig mit dem Fuß gegen eine Figur. Diese kippt, trifft eine andere Figur und beide fallen mit einem dumpfen Klappern auf den Beton.
„HA! Das ist lustig!", lachen die Zuschauer.
„Oh man, das ist doof!", denkt das wartende Kind und beginnt die Figuren wieder auf zu stellen.
Hinter seinem Rücken sieht es nicht, wie zwei weitere Zaungäste bereits ihr eigenes Spiel eröffnet haben und weitere Figuren zu Fall bringen. Als die beiden ersten Figuren wieder auf ihrem Platz stehen, sind vier andere gefallen.
Dem Kind ist die Enttäuschung ins Gesicht geschrieben. Es wird sichtlich nervöser, schluckt seine Wut aber mit einem

Seufzer hinunter und geht erneut zu den, am Boden liegenden Figuren, um diese ebenfalls wieder aufzustellen.
Nun ist das Chaos nicht mehr aufzuhalten. Während zahlreiche Kinderfüße das Spielfeld in Sekundenschnelle zu einem Schlachtfeld verwandeln, läuft das wartende Kind wie ein gehetztes Tier von einem Ende das Feldes zum anderen und stellt die soeben umgestoßenen Figuren wieder auf. „Hört damit auf!", schreit es in seiner Verzweiflung, doch seine von Tränen erstickte Stimme kommt gegen das tosende Gelächter der spielenden Zuschauer nicht an.
Dem gehässig schreienden Mob gegenüberstehend begreift die einsame Seele ihre machtlose Niederlage. Dann kommt es, wie es kommen muss. Figurenaufsteller und Figurenumwerfer laufen sich auf dem Schlachtfeld über den Weg.
Ein Pöbeln, ein Rempeln ein etwas heftigerer Stoß. Ein Kind liegt am Boden, steht wieder auf und stürzt sich auf seinen Gegner. Im nächsten Augenblick liegen die Beiden am Boden und sind von anfeuernd klatschenden Zuschauern umringt. Eine erwachsene Person stolpert herbei. Nur mit großer Mühe, gelingt es ihr, die beiden verkeilten Gestalten auseinander zu zerren. Ein Schlag ins Gesicht, ein Tritt ans Bein, ein Biss in den Arm - erst dann sind die prügelnden Kinder getrennt.
„Ach wie schade!" tönt es aus der Zuschauermenge. „Das Spiel war doch gerade so spannend!" lachen sie weiter und heißen ihren König im „Schachfiguren umtreten" mit Schulterklopfen herzlich willkommen.
Das andere Kind setzt sich mit aller Trauer, aller Wut und allem Schmerz der Welt auf seinen Schultern allein auf eine Bank am anderen Rand des Schachbrettmusters.
„Ich habe verloren!", weint es unhörbar in sich hinein. „Bin bereits vor dem ersten Zug matt gesetzt!"
Dann hört es eine vertraute Stimme neben sich: „Du hast jetzt

genau zwei Möglichkeiten: Hier sitzen bleiben, aufgeben und in deinem Leid ertrinken. Oder aufstehen, Größe zeigen und spielen."

Das Kind schaut auf und sieht seinen ursprünglichen Mitspieler in der Ferne aus dem Haus kommen. Es fasst sich ein Herz, gibt sich einen gewaltigen Ruck und steht auf. Leicht schwankend aber fest entschlossen geht es seinem Freund entgegen. Die beiden beginnen das Schlachtfeld wieder zu ordnen und andere Kinder steigen kleinlaut mit ein.

Nachdem alle Schachfiguren wieder an ihrem Platz stehen, eröffnet es die ersehnte Partie.

In all den Jahren meiner *schriftlichen Reise* begegnen mir so viele Geschichten von unterschiedlichsten Mobbingopfern. Sie alle berühren mich und machen mich unsagbar traurig. Aber durch die Aufarbeitung meiner eigenen Geschichte, bin ich nicht mehr ganz so ratlos und erst recht nicht mehr sprachlos ...

## Die Geschichten von anderen Personen

Da ist meine Freundin Tina. Wir kennen uns seit Teenagertagen aus der Kirchengemeinde und haben uns nach langer Zeit an jenem Abend zum Essen und Kino gehen verabredet.

Zuerst wollen wir die Karten besorgen, schwanken aber bei der Ankunft am Kino noch zwischen zwei Filmen. Als wir uns endlich entscheiden, macht uns der Mann an der Kasse klar, dass beiden Filme bereits ausverkauft sind.

„Dann gehen wir halt nur was Essen und ein anderes Mal ins Kino", entscheiden wir zuerst. Doch während wir durch die kalte, dunkle, mir fast unbekannte Stadt irren, erinnert sich Tina an einen weiteren Film, den sie gerne sehen will. „Da geht es um Martin Luther King. Aber der kommt sicher nur in einem kleineren Kino...", sagt sie, zückt ihr Handy und sucht im Internet nach Informationen.

Damit wir den Weg nicht wieder vergeblich gehen, wählt sie die Nummer des Kinos. Wenige Augenblicke später schaut sie mich fragend an: „Sie haben noch 2 Karten in der 6. Reihe?!"

*„Die nehmen wir!"*, sage ich entschlossen, obwohl mir bewusst ist, dass statt einer lustigen Komödie, nun ein ernstes Geschichtsthema auf uns wartet. >Das wird schon seinen Sinn haben!< denke ich bei mir.

Es dauert fast eine dreiviertel Stunde, bis wir das Kino gefunden, die Karten gekauft und einen warmen Platz zum Abendessen gefunden haben.

Wir unterhalten uns über viele verschiedene Dinge und ich erzähle ihr von meinem Buchprojekt: *„Ich bin gerade dabei, all die schrecklichen Erinnerungen meiner Mobbing- Schulzeit aufzuschreiben...".*

„Wieso DU?! Du wurdest auch gemobbt?!"

„*Wie, DU auch?!*"
„Ja, bei mir war es ganz heftig.
Aber von dir wusste ich das nicht!"
„*Ich von dir auch nicht! Aber,...also ich verstehe nicht, warum wir uns das damals nicht gegenseitig anvertraut haben...!*", sage ich nachdenklich.
„Das begreife ich auch nicht...
Aber warum befasst du dich nach all diesen Jahren wieder mit diesen Idioten?"
Ich erzähle ihr von den Blitzen in meinem Kopf und dem unüberhörbaren Gefühl in mir, das diese Schatten mich heute noch lähmen.
„Also wenn du noch Geschichten brauchst, da kann ich Dir auch noch welche erzählen."
„Oh ja, gerne, erzähl!", sage ich und krame mein Schreibzeug aus der Tasche.
„Bei mir fing das so in der siebten Klasse an. Eigentlich war ich immer recht beliebt, aber dann kam eine neue Mitschülerin und die hat alle anderen gegen mich aufgehetzt.
Ich war schon immer recht Selbstbewusst und habe mich von den Attacken meiner Peiniger nicht lähmen lassen. Je mehr die mich fertig gemacht haben, um so mehr habe ich gelernt. Ich wollte unbedingt besser sein, als die. Das hat diese Mitschülerin natürlich noch mehr angestachelt. Heute weiß ich, ihr Hass war der verzweifelte Ausdruck von purem Neid!"
„*Wau! Das Konzept, immer mehr zu lernen, damit sie Dich nicht kleinkriegen, ist wirklich gut. Aber ich konnte das nicht. Ich konnte mich im Unterricht ja nicht mal auf den Stoff konzentrieren, weil sie mich selbst da nicht in Ruhe gelassen haben...*", sage ich und denke: >Ich hatte nie viel Selbstbewusstsein! ...Oder stimmt das etwa gar nicht und ich hatte es sehr wohl, bevor diese Fratzen es zerfetzt, zerkaut und

wieder ausgespuckt haben ...?!? <
„Das ist natürlich schade für dich." unterbricht Tina meine Gedanken.
„Ich erinnere mich auch noch, dass unsere Lehrerin mal eine Aussprache inszenier hat. Aber das wurde echt zum reinen Spießrutenlauf für mich. Die saßen um mich rum und jede sagte, was blöd an mir ist. Und natürlich hat auch jeder etwas gefunden. Dabei hatte ja eigentlich nur die neue Mitschülerin was gegen mich. Aber alle haben sich mitreißen lassen. Bis ein Mädchen, ganz zum Schluss auch noch was Positives über mich gesagt hat."
*„Da hat die Lehrerin aber total versagt!"*, entfährt es mir kopfschüttelnd. *„Sie hätte doch eingreifen müssen, als alle auf dich eingehackt haben!"*
„Das hätte sie müssen, ja!
Dann erinnere ich mich noch, dass es besonders schwer für mich war, weil ich mich auf keinen richtig verlassen konnte. Wenn meine Klassenkameraden was von mir wollten, haben sie mich bei meinem Spitznamen genannt und waren sau freundlich zu mir. Im anderen Moment war ich wieder nur die Tina. Mich schmerzte es echt Jahre lang, wenn mich jemand bei meinem richtigen Namen genannt hat. In diesem Moment fühlte ich mich immer verraten."
*„Das kenne ich nur zu gut. Genau aus diesem Grund mag ich meinen zweiten Vornamen viel lieber. Denn den haben sie in Ruhe gelassen...*
*Das ist doch echt verrückt, wie tief wir uns unserer Persönlichkeit haben berauben lassen.. "* .
„Oh ja! Wenn ich es recht bedenke, verfolgte mich diese Opferrolle auch noch in meiner Ausbildung zur Krankenschwester. Ich war im Krankenhaus ja auf allen Stationen. Einmal wollte eine Kollegin mit mir den Dienst

tauschen, aber ich konnte nicht. Von diesem Moment an haben mich auf der Station alle mies behandelt. Und das Zeugnis von dort ist das Einzige, bei dem ich, mit fadenscheinigen Begründungen, keine guten Noten bekommen habe."
*„Ja, diese Rolle verfolgt uns so lange, bis wir sie erkennen, nicht mehr spielen wollen und es dann schaffen, uns eine andere zu geben."*
„Das stimmt. Heute bin ich auf diesem Weg auch ein gutes Stück weiter. Manchmal denke ich auch: Ich wäre ganz sicher nicht wie ich bin, wenn ich das nicht durchgemacht hätte."
*„Oh ja! Darüber habe ich auch schon oft nachgedacht. Ich kann nicht behaupten, dass ich froh bin, diese Hölle durchlebt zu haben, aber es hat unseren Charakter ganz sicher auch positiv beeinflusst. Wir sind sensibler und ...ich weiß auch nicht genau, wie ich es nennen soll..."*
„Aber ich weiß, was Du meinst!" beendet Tina meine Suche nach dem richtigen Wort.
Wir bezahlen unser Essen und eilen zurück durch die dunkle Kälte in das gemütliche Kino. Als wir den Saal betreten ist das Vorprogramm schon fast beendet und so werde ich schnell von unserem vorigen Gespräch in die traurigen Tatsachen des Films hineingerissen. Doch als ich sehe, wie Menschen auf andere Menschen eindreschen, mit der absurden Begründung, dass diese eine andere Hautfarbe haben, weiß ich, welches Wort ich beim Essen gesucht habe. Ich beuge mich zu Tina die ebenso entsetzt mit zusammengekniffenen Augen in ihrem Sessel kauert. *„Es hat uns tolerant gemacht! Wir können nicht verstehen, dass Menschen andere Menschen so misshandeln. Unsere Hölle hat uns tolerant gemacht!"*
„Ja! Das stimmt!"

Bei diesem Film wird mir wieder einmal bewusst, dass solcher Hass, auf wen und warum angeblich auch immer er sich bezieht, letzten Endes nur aus einem einzigen Gefühl geboren wird: ANGST! Alle eint diese Angst! Angst, der andere könnte unsere Schwächen erkennen, uns verletzen oder etwas wegnehmen. Auch diese Menschen haben alle Angst. Angst vor dem Unbekannten, weil sie sich selbst so gut kennen!

Eine weitere Geschichte, die Tina mir bei einem andern Treffen erzählt, macht abermals klar, dass sich Mobbing nicht nur auf Schulen bezieht...

Es ist die Geschichte von Markus. Der Mann meiner Freundin, Klaus kam von der Arbeit nach Hause und hat ihr von diesem neuen Kollegen erzählt:
„Markus ist heute zu Klaus ins Büro gekommen und hat ihm um ein Gespräch gebeten. Dann hat er ihm erzählt, dass ihn seine beiden Kollegen im Büro mobben."
„*Wie bitte?! Aber das sind doch erwachsene Männer!* **Wieso mobben die einen Kollegen?** *Das kann ich echt nicht glauben!*"
„Nun, einer der beiden im Büro wollte die Stelle, die Markus jetzt hat. Deshalb!"
„*Das ist doch unfassbar! Da kann er ja wohl nichts dafür, und selbst wenn,... Aber* **wie** *mobben sie ihn?*"
„Also die beiden hatten z. B. von Klaus die Anweisung, Markus einzulernen. Immer, wenn Markus sie etwas fragt, geben sie ihm keine Antwort und verweigern ihm die Hilfe. Sie schneiden ihn regelrecht und reden kein Wort mit ihm. Markus hatte natürlich auch Angst, dass ihm keiner glaubt, denn seine Aussage steht gegen zwei andere. Stell dir vor, bei

seiner Arbeit stimmt etwas nicht, und er kommt dann mit der „Ausrede": „Die haben es mir nicht erklärt...!" Auch deshalb hat er jetzt, nach zwei Wochen sein Schweigen gebrochen und Klaus um Hilfe gebeten."

Einige Monate später frage ich Tina, was aus Markus geworden ist und wie es ihm nun geht.
„Klaus hat natürlich auch mit den beiden anderen Männern geredet, aber viel gebracht hat es leider nicht.
Aber Markus hat inzwischen die Abteilung gewechselt und an seinem neuen Arbeitsplatz geht es ihm gut."

Da ist Damian. Meine Kinder und ich lernen ihn, seine Mutter und seinen Bruder während einer dreiwöchigen Kur kennen. Die beiden Jungs mögen sich von der ersten Sekunde und auch wir Mütter freunden uns schnell an. Schon am ersten Tag erzählt mir Natalie, dass Damian in der Schule gemobbt wird.
„...Und wenn Damian dann zu der Lehrerin etwas sagt, halten die anderen natürlich alle zusammen. Dann steht er alleine vor der ganzen Klasse, und nicht mal die Lehrerin glaubt ihm...!"
*„Oh ja, ich weiß wie sich das anfühlt"*, sage ich traurig und sehe dabei mich als kleines Mädchen in genau derselben Situation.

Als Damian meinem Sohn eines Morgens beim Frühstück seine Situation in der Schule schildert, fasse ich seine Hand, schaue ihm tief in die Augen und sage:
*„Merk' dir nur eines, Damian, was immer sie dir einreden, wie schlecht, wie doof, wie dumm du auch wärst: SIE haben nicht recht! Sie haben NICHT recht!!!"*
„Nein, ich weiß, sie haben nicht recht" antwortet mir der Junge mit festem Blick.

Da ist der große, etwas breite Tim.
Durch sein Äußeres und seine laute Stimme sticht er etwas aus der fröhlichen Kinderschar hervor.
Ich sitze beim Spielplatz auf der Bank, genieße die ersten Sonnenstahlen des Jahres und beobachte das fröhliche Spielen der Kinder. Immer wieder verschwinden sie zwischendurch in einem kleinen angrenzenden Waldstück. Aber ich weiß sie sind in Sicherheit. Ich höre ihr Lachen, ihr Rufen und ihr Stimmengewirr. Nach einiger Zeit höre ich immer wieder spitze Schreie:
„IIIhhhh!" „Hau ab!"..."Waa, Hilfe, da ist er wieder...!"
Mir fällt auf, das diese Schreie immer dann ertönen, wenn Tim hinter den Bäumen verschwindet, und er kurz darauf wieder laut schimpfend auftaucht.
>Dann wird es doch mal Zeit, dass ich nachschaue, was da genau los ist<, denke ich und stehe auf. Als ich auf einen Schmalen Pfad hinter den Bäumen biege, kommen mir ein paar Tannenzapfen entgegen geflogen.
„Achtung! Da kommt eine Mutter! Schnell abhauen!!!"
Ein paar Kinder rennen davon. Ein paar andere schauen verschämt zu Boden.
Meine fünfjährige Tochter steht am Rand der Kindergruppe an der Hand ihres Bruders. Als sie mich sieht, löst sie sich aus ihrer Erstarrung und rennt mir entgegen:
„Mama, die haben den Jungen mit Tannenzapfen beworfen!"

>Klar,<, denke ich, > sie ist noch nicht in der Schule-Mobbing, kennt sie in dieser Heftigkeit noch nicht...!<
„Ja, hey, die haben mich mit Tannenzapfen beworfen!", wendet sich Tim mit hilfesuchendem Blick zu mir. „Also die, die da davongerannt sind! Und sie haben mich auch schon die ganze Zeit geärgert!"

*"Ich habe es gesehen. Und ich habe es gehört! Kommt, wir gehen wieder zurück auf den Spielplatz!"*
Tim und die übrigen Kinder treten mit mir den Rückweg an. Da zupft mich meine Tochter am Ärmel:
„Aber Mama, der Junge spricht so laut und…ist so komisch…irgendwie…", flüstert mir die sanfte Mädchenstimme ins Ohr…"
>Natürlich, bemerken auch die Kinder die Eigenheiten von Tim! < Das wundert mich nicht!
*„Aber das ist doch kein Grund, jemanden zu ärgern oder mit Gegenständen zu bewerfen?! Du bist ja auch manchmal laut- oder komisch…!"*, sage ich entschieden.
„Das stimmt Mama! Auch wenn er komisch ist, das ist nicht schön!"
>Welch ein großes, kluges und warmes Herz die Kleinsten doch manchmal haben<, denke ich, setze mich wieder in die Sonne und beobachte, wie Tim zu einer Frau rennt und sich mit ihr unterhält.
Als wir ein paar Minuten später an der Frau vorbei kommen ist er bereits wieder weg und die Frau unterhält sich mit einer anderen Mutter.
„Nein, nein, ich bin nur die Oma!..Aber das kenne ich schon, wo wir auch hinkommen, wird Tim ausgegrenzt…Er provoziert das aber mit seiner Art auch immer…
… Seine Mutter?! Ich weiß nicht wo sie ist. Und ich will auch gar nicht wissen, was meine Tochter sich gerade wieder so einwirft….!"

Da ist der Neffe von Claudia.
Wir sind mit Carla zum Schwimmen verabredet. Nachdem ich Carla gesichtet und geherzt habe, schaue ich mich suchend um:

*"Wo bleibt denn Claudia? Kommt sie heute doch nicht?"*, frage ich Carla.
„Nein! Sie muss ihrer Schwester beistehen...."
*„Beistehen! Das klingt ja dramatisch, ist denn jemand gestorben?"*
„Nein, aber ihr Sohn Dennis wird in der Schule doch so gemobbt." antwortet sie mir ernst.
>Na super! Schon wieder ein Opfer mehr! Vorhin habe ich noch überlegt, ob ich nicht doch lieber an meinem Buch weiterschreiben soll, statt schwimmen zu gehen...! Nun kracht mit Dennis und seiner Geschichte weiteres Gewitter in meine Welt! <
*„Oh nein!"*, antworte ich betroffen *„Das tut mir ehrlich leid! Das ist ja eh gerade **mein** Thema!"*
„Ja, ich weiß. Bei Dennis ist es auch richtig schlimm..."
*„Also komm, erzähl`..."* seufze ich.
Während wir durch die Umkleidekabinen getrennt sind höre ich Sätze wie:
„...Sie haben ihn mit dem Kopf ins Klo getunkt, bis er Wasser schlucken musste..."
„...Dann haben sie auf einem Ausflug eine Kröte gefunden und sie ihm in den Mund gestopft..."

...Die Kabinentür und der dunkle Gang im Untergeschoss verschwimmen vor meinen Augen. Ich sehe nur noch Blitze. Das hallende Stimmengewirr und die Geräusche aus dem Duschraum höre ich nicht mehr. Ich höre einen Donner nach dem anderen.
Die Freude, mich ins Wasser gleiten zu lassen und zu schwimmen, spüre ich nicht mehr.
Ich spüre nur noch Hagelkörner auf meiner Haut.

„Richte Claudia bitte aus, ihre Schwester soll sich und Dennis unbedingt professionelle Hilfe suchen" stammle ich irgendwann benommen. „Alleine können sie das nicht bewältigen!!!"
„Ja das mach ich!"

Ein paar Monate Später drehen Claudia und ich gemütlich unsere Bahnen im Schwimmbecken als ich an ihren Neffen denken muss:
*„Wie geht es denn deiner Schwester und Dennis?"*
„Gut, danke! Seit er die Schule gewechselt hat ist echt alles super."
*„Das freut mich für ihn! Sag mal"* fahre ich nach ein paar Augenblicken fort *"gibt es etwas, von dem du sagen würdest:* **DAS hat ihn zum Opfer gemacht?** "
„Nun ja", sagt sie nachdenklich und fährt nach einem kurzen zögern fort: „er ist halt, wie soll ich sagen,... er kann halt schon abgehen wie so eine Rakete, wenn man ihn provoziert...Und Leute, die Spaß daran haben, andere Menschen zu Quälen, suchen sich genau solche Opfer..."
*„Oh ja, wie Wahr!"* sage ich schaudernd. *"Danke für **diesen Spiegel!**"*

Auf dieser *schriftlichen Reise* komme ich auch in Situationen, die auf außenstehende skurril, befremdlich oder abgefahren wirken können. Aber sie sind wahr und wichtige Mutmacher, deshalb verschweige ich sie nicht...

# Nur geträumt?!?

Nachdem ich gut 3 Jahre an diesem Buch arbeite und mich das Thema Mobbing mal mehr, mal weniger intensiv beschäftigt, habe ich eines Nachts einen Traum:
**Ich weiß nicht genau, wo ich bin. Ich weiß nur, ich befinde mich auf einer Reise. Dann treffe ich eine Person. Ich kenne sie nicht, aber wir gehen ein Stück des Weges gemeinsam. Sie ist mir so fremd und doch so vertraut, dass ich ihrer Aufforderung nachkomme und meine ganze Geschichte erzähle. Am Ende stellt mir die Person genau eine einzige Frage und ich habe das Gefühl, dass ich mich seit Jahrzehnten nicht traute, mir selbst diese Frage zu stellen. Es ist nicht etwa die Frage „Was haben Deine Eltern getan", oder „Warum haben die Lehrern nichts getan", oder gar „Warum haben DIE anderen dich so behandelt?", nein, es ist schlicht die Frage: „Warum hast *du* zugelassen, das sie dich so misshandeln?"!!!**
Für einen kurzen Augenblick zucke ich zusammen, denn diese Frage riecht doch schon sehr nach Mitschuld.
>Ich bin doch zu der Erkenntnis gekommen, dass ich, wie alle anderen auch, die gemobbt werden, in erster Linie OPFER bin?!
Sicher bin ich kein Engel und ganz sicher nicht immer an allem unschuldig, aber es gibt doch kein Verhalten, das solch eine Martyrium verdient.
Also bin ich doch Opfer und nicht Mittäter.
**Deshalb habe ich mir diese Frage bisher auch selbst nie gestellt!<**
**Nach der ersten Empörung in meinem Inneren über diese Frage aber sehe ich tief, ganz, ganz tief in den dunkelsten,**

hintersten Winkel meiner Seele und sage mit Tränen erstickter Stimme:

*„Ich habe immer, jeden einzelnen Tag, gekämpft. Doch immer vergebens, weil ich nicht wusste, wie ich mich RICHTIG wehren soll.*
*Ich konnte mir nicht vorstellen, dass mein Leben anders sein könnte. Diese Person, die, die alle hassten, gehörte doch zu mir, das bin - das war doch ICH.*
*Wie hätte ich sehen, wissen und begreifen können, dass mein Leben auch anders sein kann?*
*Weil ich den Fratzen geglaubt habe! Ja ich glaubte, sie hätten recht und ich hätte es so verdient!"*

Mit einem kräftigen Magengrummeln, einem Stich in der Brust und Tränen in den Augen wache ich auf und starre regungslos an die Zimmerdecke.
>Oh mein Gott<, denke ich, >das habe ich wirklich so geglaubt und empfunden!<
Ich schließe noch einmal kurz die Augen und hole mir das letzte Bild meines Traumes zurück:
>Hätte mir doch damals nur einer gesagt, WIE ich mich RICHTIG wehre, dass mein Leben nicht so aussehen muss, dass DIE ganz sicher nicht recht haben und dass so etwas keine Seele auf der Welt verdient hat,…!
Nun, die Vergangenheit ist vorbei und nicht mehr zu ändern.
Aber heute, jetzt und hier lege ich diese Bürde ab.
NEIN! Die Fratzen hatten ganz sicher nicht recht und NEIN, AUCH ICH hatte DAS nicht verdient!
Damals konnte und wusste ich es nicht besser! Aber heute!!
Ab heute werde ich nicht mehr zulassen, dass auch nur ein kleiner Teil von mir jemals wieder so etwas glauben wird. <

Ich stehe auf, von dem Waldboden auf dem ich im Traum liege und schaue diesem Fremden noch einmal ins Gesicht. ...

Dann öffne ich meine Augen.
Obwohl ich wach in meinem Bett liege fühle ich mich so frei und leicht, als würde ich schweben.

Dieses Gespräch, oder besser gesagt, die Geschehnisse in diesem Zustand zwischen Traum und Wirklichkeit haben mich ein großes Stück befreit.

Wenn ich an diesen allerersten Blitz denke und mich vor dem Religionsunterricht in der Ecke auf dem Boden kauern sehe, durchfährt mich zwar immer noch ein blitzartiger Schmerz, aber er erscheint mir nicht mehr so heftig. >Ganz verschwinden wird das wohl nie<, denke ich.
Umso erstaunter bin ich, als ich ein paar Monate später ganz real etwas Unglaubliches erlebe ...

# Verschwunden

Ich befinde mich bei einer Freundin zu Hause. Sie ist Mentaltrainerin und hat sich einen gemütlichen Kursraum eingerichtet. Mit geschlossenen Augen liege ich ganz ruhig auf dem Rücken, während sie mir den gesamten Brocken all der negativen Gefühlen aufzählt, die ich empfand, als ich damals vor dem Religionsunterricht in der Ecke kauerte. Dann fragt sie mich: „Wo bist du, wenn du auf dieses Bild schaust?"

*„Ich sitze mit gesenktem Kopf auf dem Boden in der Ecke."*

„Und wie stark sind die Gefühle, auf einer Skala von eins bis zehn?"

*„Fünf bis sechs vielleicht",* antworte ich etwas verunsichert, denn ich gedacht, diese Gefühlschaos schon mehr unter Kontrolle zu haben. Außerdem überlege ich, woher sie all diese Gefühle kennt, die ich ihr gegenüber noch nie erwähnt habe.

Was dann geschieht, weiß ich eigentlich gar nicht genau. Ich weiß nur, dass ich eine gefühlte Ewigkeit dort liege und mir immer kälter wird. Irgendwann sagt sie:

„Such dir ein schönes Bild. Irgendwas aus deiner Erinnerung oder deiner Fantasie. Etwas, dass dich glücklich macht."

Dieses Bild finde ich schnell: Ich sehe mich auf einem Feldweg in der Toskana. Erst beobachte ich die Schmetterlinge im sanften Wind, dann erblicke ich das Meer am Horizont. Ich tanze zur Musik in meinen Ohren den sonnigen Weg bis zum feinen, weißen Sandstrand entlang. Ich werde immer leichter, meine Schritte immer schneller und als das warme Wasser meine Füße umspült fühle ich mich, unendlich glücklich, erleichtert und frei.

„Wenn du jetzt auf das Bild von damals zurückschaust, was hat sich verändert?", höre ich die Stimme, die mich aus der Ferne zurückholt.
„*Ich, ...*", ich stocke, denn ich kann nicht glauben, was sich vor meinen geschlossenen Augen abspielt. Ich versuche, mich wieder in dieses zusammengekauerte Elend in der Ecke hineinzuversetzen, aber es geht nicht. „*...es ist irgendwie...anders...*", stammle ich.
"Was siehst du?"
„*Irgendwie...sehe ich es von oben..., aber..., wie durch einen weißen Nebelschleier.*"
„Gut", sagt sie zufrieden. „Und die Gefühle von damals, wie stark sind sie jetzt noch?"
„*Sie, ...sie sind ...weg?!!! ...*", stottere ich vollkommen Fassungslos.
In diesem Moment lichtet sich der Nebel und ich kann das Treppenhaus, die Ecke und den Boden ganz klar erkennen.
>Der Raum ist leer!
Da sind keine kreischenden Fratzen mehr, die mich niederschreien! < schallt es stumm durch meinen gesamten Körper.
>Ich bin dieser Hölle endgültig und vollkommen entkommen.<
„Huch", sagt die Stimme neben mir mit einem freundlich ironischen Lachen! „Wie lange hat` s gedauert? Drei Minuten!" Und durch die Stille schient sie hinzuzufügen: „Und wie viele Jahre hast du diesen Ballast mit dir herumgeschleppt, 25 Jahre?!"

Aus meiner Reise in die Vergangenheit zu dem Opfer, das ich war, ist eine Reise in die Zukunft ohne Opferdasein geworden. Aber auch wenn ich mich längst verändert habe und so vieles schon hinter mir gelassen habe, weiß ich, dass mir noch ein langer Weg bevorsteht...

Wie sehr mich diese Blitze einerseits manchmal trotzdem noch treffen, wie weit ich mit meiner Verwandlung, andererseits aber schon gekommen bin, zeigt sich in einer Situation, die mich wenige Wochen bevor ich dieses Buch beende, noch einmal plötzlich von der Gegenwart in die Hölle zurück katapultiert..

# U-Bahn Flashback

Ich bin eine leidenschaftliche Autofahrerin. Denn mein Auto steht schon da, wenn ich komme, fährt los, wenn ich es starte und bringt mich genau an den Punkt, zu dem ich möchte. Außerdem ist mir ein Sitzplatz garantiert und ich brauche kein Ticket zu kaufen. Ich genieße diese Unabhängigkeit, auf nichts angewiesen zu sein- außer die technische Funktion und die Unversehrtheit meines Autos natürlich.

Auch wenn ich sonst sehr Umweltbewusst bin, bei meinem Fortbewegungsmittel Nr. 1 mache ich nur selten eine Ausnahme.

Wie z. B. beim Kirchentag in meiner Stadt. Die Fahrkarte ist mit der Eintrittskarte schon bezahlt und dank des Massenandrangs fahren die Bahnen fast im Minutentakt. Ein paar Tag vor diesen "Auto-Fasten-Tagen" war ein fremder Mensch so nett, die Fensterscheibe meines Autos mit seinem Seitenspiegel so zu attackieren, das diese beim Verschließen der Türe und Losfahren langsam aber sicher immer mehr zerbröselte und herausbrach.

Mit abgeklebtem Fenster bringe ich das notdürftig verarztete Auto drei Tage später zur Werkstatt meines Vertrauens, in den Ort, in dem ich früher gewohnt habe. Meine Eltern kannten schon die Eltern des heutigen Chefs, die Belegschaft kennt mich und das Auto gut, weil wir es vor ein paar Jahren hier gekauft haben.

„Sie brauchen wieder einen Leihwagen, nicht wahr?", fragt mich der freundliche Werkstattleiter. "Nein, heute ausnahmsweise nicht. Ich fahre mit der U-Bahn in die Stadt und bin dort den ganzen Tag unterwegs", höre ich mich meinen Plan verkünden. „Auch, ok!" sagt das vertraute Gesicht überrascht. „Wir rufen sie dann an, wenn die neue

Scheibe eingesetzt ist."

Der Weg zur Haltestelle ist mir trotz Jahrelanger Abstinenz so vertraut, dass ich ihn gedankenlos entlang schlendere. Ich genieße die Sonne, die schon so früh am Morgen warm vom wolkenlosen Himmel scheint und freue mich auf die vor mir liegenden Programmpunkte auf dem Kirchentag.

Erst als ich an den Gleisen stehe und mein Blick in den schwarzen Tunnel wandert, aus dem ich jeden Moment die Lichter der Bahn erwarte, packt mich die Erinnerung. Der vor mir liegende, schöne, sonnige Tag scheint durch die Tränen der Vergangenheit, die sich in meinen Augen sammeln, schlagartig zu verschwimmen. Der Klos in meinem Hals raubt mir die Lauft zum Atmen.

> Diesen Weg, genau diesen Weg fuhr ich jeden Morgen der Hölle entgegen. <

Mit diesem weiteren Blitzschlag ist das scheinbar lang vergangene Gefühl, das mich bei diesem Gedanken überrollt wieder mal gegenwärtig.

>Jeden Morgen stand ich hier. Jeden Morgen stieg ich ganz vorne ein. Jeden Morgen starrte ich auf die Glastür, die mich vom Schaffner trennte und stellte mir vor, wie ich im Notfall gegen die Scheibe schlage und ihn um Hilfe bitten würde. Denn jeden Morgen stiegen auch meine Peiniger nach und nach in diese Bahn zu mir in den Wagen. Jeden Morgen bedrängten sie mich, beschimpften mich lauthals oder flüsterten unüberhörbare Gehässigkeiten über mich. Jeden Morgen versuchte ich mit der Musik in meinen Ohren all dies zu übertönen, und ihren Attacken auszuweichen. Doch jeden Morgen durchdrangen mich ihre Stimmen und Blicke. Jeden Morgen - es sei denn meine Eltern ließen sich überreden und haben mich mit dem Auto gefahren. <

Die heran rollende Bahn unterbricht mein Gedankenkarussell.

Der hinterste Wagen kommt direkt vor mir zum Stehen. Mechanisch drücke ich den Türöffner-Knopf, steige ein, setze mich und schließe für einen kurzen Moment die Augen. Die alten Gesichter und die Stimmen tauchen vor mir auf und ich spüre meine Angst von damals.

Ich öffne meine Augen wieder. Doch statt meiner üblichen Gewohnheit, die Gewohnheit, die damals hier ihren Anfang nahm, greife ich nicht zu den Kopfhörern um die bösartigen Geister zu verdrängen, sondern hole Stift und Notizbuch aus meinem Rucksack, beginne meine Gedanken und Gefühle zu sortieren und diese Zeilen zu schreiben.

Mir wird klar, warum ich heute noch lieber mein Auto nutze, als mich von Bahnen abhängig zu machen und mich unkontrollierbaren Dingen auszuliefern.

Und all die Jahre, in denen ich in diesen Ort kam, Freunde besuchte, Arzttermine wahr nahm, meine Kinder zum Schwimmen brachte oder die Straße an unserem alten Haus vorbei fuhr, schwebten diese Erinnerungen vermutlich über mir, aber der Blitz traf mich erst heute hier an dieser Haltestelle.

Meine Gedanken fliesen und der Stift fliegt geradezu über das Papier. Als mir das auffällt, lächle ich in mich hinein: >Die Vergangenheit, die mich gerade erneut eingeholt hat, trifft mich zwar noch immer wie ein Blitzschlag, aber sie lähmt mich nicht mehr. <

All die Haltestellen rauschen an mir vorbei und nur durch die immer größer werdende Menschenmenge, die sich im Wagen sammelt, bemerke ich, dass ich mich dem vorläufigen Ziel nähere. Am Hauptbahnhof steige ich um und habe damit meinen alten Schulweg längst hinter mir gelassen. Die nächste Bahn, in die ich steige, ist auf Anhieb überfüllt. Ich brauche, obwohl ich stehe, keine Angst zu haben, umzufallen, weil sich

Körper an Körper presst. Es ist heiß, stickig und eng. Ich aber atme auf und fühle mich frei.

Ich denke an den armen Wurm, der die Scheibe an unserem Auto zerdeppert und dann Fahrerflucht begangen hat. >Dem muss ich ja fast schon dankbar sein. Hätte ich das Auto nicht zur Werkstatt bringen müssen, wäre ich mit der S-Bahn auf einem anderen Weg in die Stadt gefahren. Aber dieses weitere Stück Blei auf meinen Flügeln konnte ich nur auf dieser Strecke abwerfen.

Er hingegen fährt jetzt vermutlich mit Schuldgefühlen durch die Gegend. <

An der Endhaltestelle angelangt muss ich mich kurz orientieren. Dann gelange ich recht schnell durch die Menschenmasse an mein Ziel.

Es ist erst kurz vor 11 Uhr morgens aber die Sonne brennt bereits so heiß vom Himmel, dass sich alle Leute einen Schattenplatz suchen. Ich hingegen setze mich direkt in die Sonne, versorge meinen Körper mit dem nötigen Schutzfaktor und genieße die tränenfreie Sicht auf diesen herrlichen Tag.

## Zum Schluss

Seit dem Moment damals im Zug, als ich mich zu dieser *schriftlichen Reise* aufmachte, ist mir klar:
>Eines Tage werde ich noch einmal an diesen tristen, schreckhaften und grauen Ort zurückkehren müssen! <
Über drei Jahre schiebe ich diesen Gedanken vor mir her, bis ich schließlich beim letzten Kapitel dieses Buches ankomme.
>Jetzt fehlt nur noch Eines! ...
Erfinde keine Ausreden mehr, verschiebe alles andere und fahr los! <
Also erhebe ich mich an einem nebeligen aber milden Herbstmorgen von meinem Frühstückstisch und packe mein Notizbuch in die Tasche. Wie in Trance sehe ich mich die Haustür abschließen und ins Auto steigen.
>Ich müsste ungefähr in einer dreiviertel Stunde dort sein, aber welche Route soll ich nehmen? <
Während im Radio Tipps für „das gute Überstehen von Elternabenden" gesammelt werden, umfahre ich den einen Stau, um direkt im nächsten zu landen. Bei der nächsten Gelegenheit ändere ich den Weg erneut und kurve so eineinhalb Stunden dem Ziel entgegen.
Als ich den Motor abstelle und aussteige, sind meine Finger klamm, in meinem Magen liegt ein Kloß und mein Herz rast. Die Sonne scheint mit aller Kraft durch die wattige Wolkendecke brechen zu wollen, aber noch gelingt es ihr nicht.
>Ich werde das Gelände erst mal von außen umgehen! ...
Denn, was soll ich sagen, wenn ich über den Hof schlendere und mich jemand fragt, was ich hier mache...?<
An der ersten Abzweigung gehe ich die Treppen zum

Schulgarten hinunter und stehe unweigerlich genau an der Stelle, wo Fred mir damals seine feige aber gute Seele offenbarte.
>Das Gartentor war damals aber noch besser in Schuss...<

Ich gehe die Stufen wieder nach oben, folge der Straße und versuche dabei weiterhin meinen Puls unter Kontrolle zu bekommen. Nach ein paar Metern biege ich in den schmalen Fußweg ein, der mich direkt am Schulgelände entlang führt.
Plötzlich höre ich hinter mir etwas zu Boden fallen.
>Na klar, hier liegen ja überall Kastanien. <
Ich drehe mich um, höre das gleiche Geräusch noch mal und sehe eine weitere Kastanie vom Baum fallen.
>Die ist dann wohl für mich...! Zum dran festhalten... <
Ich gehe ein paar Schritte zurück, hebe sie auf und schließe sie fest in meine feuchten Hände.
So gehe ich den Weg weiter und steuere unwillkürlich auf eine Tür zu: „Haupteingang".
Ich versuche zweimal sie zu öffnen, aber sie bewegt sich weder nach außen noch nach innen.
> Eigentlich gut, dass sie abgeschlossen ist. Soll ja auch nicht jeder die Schule einfach so betreten können.
Ich kenne ja noch andere Wege...< denke ich und will gerade weitergehen, als ich durch die Glasscheibe eine Putzfrau sehe. Auch sie sieht mich und kommt mit dem Schlüssel zur Tür.
„Guten Morgen!"
*„Guten Morgen. Danke schön!*
*Das ist ja ein Zufall, dass Sie gerade jetzt hier vorbeikommen..."* sage ich und grinse in mich hinein, denn *ich glaube nicht an Zufälle!!!*
Dann stehe ich in der Halle. Mein Kopf sortiert sofort jeden Raum meiner Erinnerung in die jeweilige Richtung.

„Wo müssen Sie denn hin?", fragt mich die freundliche Frau und reißt mich aus meinen Gedanken. >Mist- ertappt!!!<
„Ich möchte mich nur ein bisschen umschauen."
„Ah, ok, dann schauen sie!"
„Ja, das mache ich- danke!"

Meine Beine führen mich die Treppe zum Lehrerzimmer hinauf. Oben angekommen, ergreife ich das Geländer und starre wieder in die Tiefe, genau wie damals, als die aufgescheuchten Hühner hier wild umher gackerten. >Heute gackert hier nichts mehr. Und die Tiefe ist weder anziehend- noch bedrohlich! <

Ich wandle durch die stillen Gänge.
> Komisch, an den Garderoben hängen kaum Jacken und aus den Klassenzimmern dringt kein Geräusch nach draußen. Sind die alle ausgeflogen? ...<

So viele Türen und so viele böse Erinnerungen.

Beim Verlassen des Gebäudes erschrecke ich vor dem lauten Knarren der Türe. Schnell schleiche ich mich über den Hof. >Ich muss zu meinem alten Lieblingsplatz. Ob die Aussicht von der Dachterrasse heute immer noch so schön ist? < Nach einigen Schritten erblicke ich an jener Stelle statt des alten Flachdaches einen gläsernen Neubau.
>Er sieht echt hübsch aus! Aber meinen Zufluchtsort gibt es nicht mehr. <
Erst als ich um das Haus gehe, sehe ich: das Geländer ist als Balkonbrüstung stehen geblieben.
Dann gehe ich zum nächsten Gebäude und erreiche den nächsten **neuen** Anbau.
>Hier an dieser Stelle traf mich jener Blick, der mir verriet,

wie sehr es manche Kinder ärgerte, wenn ich glücklich war. <, denke ich und will gerade die Tür öffnen, da bleiben meine Augen an einem Plakat hängen.
„STREITSCHLICHTER" steht da geschrieben. Darunter sind zahlreiche Fotos mit Angabe von Namen und Klasse.
>Wow, cool, das es so etwas heute gibt. Ich wünschte nur, das hätte es für mich vor 25 Jahren auch schon gegeben... Ich hoffe, ihr macht einen guten Job!< sage ich zu den lächelnden Gesichtern

Dann gehe ich durch die Tür, den neuen, schönen Gang entlang. Am Ende angekommen, kann ich es nicht fassen.
>Das sind ja nur wenige Stufen, bis zu jener Sackgasse, aus der ich mich damals vor dem Religionsunterricht nicht befreien konnte. Heute wäre es, dank dieses Neubaus, sicher einfacher...! <

Ich gehe weiter, schaue auf die Tür und starre in die Ecke, in der ich damals saß.
>Liegt ein Teil meiner Flügel immer noch voller Staub hier im Dreck...? <
Mein Blick hebt sich und fällt auf die Tür schräg gegenüber.
>Was ist das für ein Raum?!... <
Neugierig nähere ich mich und kann kaum glauben, was ich da lese: „STREITSCHLICHTERRAUM", steht auf dem Schild und darunter ein Plan, zu welcher Zeit welcher Schlichter dort ist.
>Ein kleines Tor zum Himmel- in der Höllensackgasse. <

Als nächstes führen mich meine Schritte in den Teil des Gebäudes, in dem damals der Proberaum für das Orchester war. Diesmal höre ich Stimmen. Nachdem ich die Treppe ein paar Stufen hinunter schleiche und um die Ecke spähe, sehe

ich die offene Zimmertür. Ein paar Kinder sitzen an zwei Tischen, lachen vergnügt und basteln etwas.
> Hinter dem Tisch habe ich meinen Geigenkasten immer abgestellt... Dort ist mir das Instrument damals auch runtergefallen...Aber jetzt schnell weg hier! <

Nach gut einer Stunde gehe ich jenen Weg hinab, auf dem ich, nach der Übergabe der Abschlusszeugnisse immer schneller und schneller wurde und der Wind mich auf meinen Flügeln davontrug. Aber Heute fühle ich mich nicht mehr von hässlichen Fratzen gehetzt, vor deren Hass ich fliehen muss. Heute muss ich nicht losrennen, nein ich schlendere ihn gemütlich nach unten. Heute bin ich frei.

Wieder fallen Kastanien um mich herum zu Boden.
>Noch mehr, - aber ich hab´ doch schon eine?!<, denke ich verwundert und schaue mich noch einmal um.
>Eine kleine, leuchtend weiße Feder!
Und ich hätte sie beinahe übersehen!! <, denke ich kopfschüttelnd, nehme sie an mich und lächle dabei dem Himmel entgegen.

Ich schaue noch einmal auf die hinter mir stehenden Gebäude zurück.
>Eigentlich sind sie ja recht bunt und freundlich gestaltet. <

Kurz bevor ich mein Auto erreiche, sehe ich meinen Schatten vor mir auf dem Gehweg auftauchen.
>Hey Sonne! Ich wusste doch, dass du das noch schaffst! <

(Für den Rückweg brauche ich nur rund 40 Minuten.)

## Am Ziel?

Und nun?! Bin ich nun, da ich am Ende meiner *schriftlichen Reise* angelangt bin, auch am Ziel angekommen? Und wenn ja, wohin hat sie mich eigentlich geführt? Ich schaue auf diesen langen Weg zurück und denke:

- ❖ Ganz ohne „Rüschen und Schleifen" kann ich wohl doch nicht. Aber Ich habe die schonungslose Wahrheit angesehen und ertragen!
- ❖ Ich habe den lebendig werdenden Schatten die Stirn geboten, und somit den Fratzen ihren Schrecken genommen!
- ❖ Ich habe viele Aussagen gefunden, die mich zu der Erkenntnis bringen:
  Die *eine* Antwort auf das bohrende „WARUM – ICH" gibt es nicht.
  Es mag viele fadenscheinige Erklärungen geben, aber keinen Grund!
- ❖ Auch wenn es ganz sicher immer wieder Gewitter geben wird, ich konnte ihnen die Heftigkeit nehmen!
  Ich habe mich mitten in den Orkan und in die peitschenden Hagelkörner gestellt. Habe mich den Blitzen auf weitem Feld als Zielscheibe aufgedrängt und meine Ohren jedem Krachen des Donners ausgesetzt.
  Ich weiß, es werden immer wieder Gewitter über mir hereinbrechen, aber jetzt machen sie mich nicht mehr klein, schwach und ängstlich, denn nun weiß ich, wie ich sie stoppen kann!
- ❖ Ich habe mir selbst geholfen, meine Flügel entstaubt und die tonnenschwere Last mit Hilfe von Sonne, Wind und Liebe entfernt!

Für mich hat sich mein Mut, mich der Vergangenheit zu stellen, gelohnt!
Und sollte ich es je vergessen, so erinnern mich meine Fingernägel daran. Denn das Nägelkauen konnte ich mir vor ein paar Monaten nach jahrzehntelangem Kampf abgewöhnen.

Doch ein Wunsch schreit so laut, so unstillbar und so groß in meiner Seele, dass ich nicht aufhören kann, um seine Erfüllung zu kämpfen.
Es ist der Traum, das Mobbing endgültig aus den Schulen und den Arbeitsstellen zu verbannen.
Ja, ich weiß, Träume sind zum Träumen da, aber ich weiß auch:
Ich kann und werde meinen Teil dazu beitragen, meinen Traum wahr werden zu lassen.

Ich hoffe Dir, OPFER eines gehässigen Mobb`s, mit diesem Buch die Kraft, die Zuversicht und den Mut gegeben zu haben, aufzustehen und dich ganz und gar von deinem Opferdasein befreien zu können. Egal wie lange du dort schon verharrst.

Ich hoffe Dir, stummer, gelähmter und feiger MITLÄUFER eines solchen Mobb`s Stimme, Kraft und Mut für die richtige Entscheidung gegeben zu haben.

Ich hoffe Dir, TÄTER, die Augen geöffnet und dir klargemacht zu haben, was Du Deinem Opfer antust.

# Und wenn DU dich jetzt auch gegen Mobbing engagierst,...

# ... dann bin ich am Ziel!

Herstellung und Verlag:
BoD - Books on Demand, Norderstedt
ISBN 978-3-7386-2423-6